Schlaf-Ratgeber: leichte und wertvolle Tipps rund ums Schlafen

Linda Lavao

AF176756

Linda Lavao

SCHLAF-RATGEBER

LEICHTE UND WERTVOLLE TIPPS RUND UMS SCHLAFEN

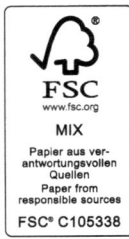

Impressum:

Bibliografische Information der Deutschen Nationalbibliothek:
Die Deutsche Nationalbibliothek verzeichnet diese Publikation
in der Deutschen Nationalbibliografie; detaillierte
bibliografische Daten sind im Internet über http://dnb.dnb.de
abrufbar.

© 2020 Linda Lavao

Herstellung und Verlag: BoD – Books on Demand,
Norderstedt

ISBN: 978-3-7519-9786-7

Inhaltsverzeichnis

A. Warum gesunder Schlaf so wichtig ist 9

B. Allgemeine Informationen über den Schlaf 12

C. Schönheitsschlaf – Wahrheit oder Mythos? 18

D. Abnehmen im Schlaf? 20

E. Merkmale eines gesunden Schlafs 21

F. Anzeichen für ein Schlafdefizit 24

G. Zu viel Schlaf? 25

H. Mögliche Ursachen für Schlafstörungen 26

1.   Das Schlafzimmer 29

1.1.   Die Fenster 30

1.2.   Schallschutzklassen bei Fenstern 31

1.3.   Weitere Schallschutzmaßnahmen im Schlafzimmer 36

1.4.   Gemeinsames oder getrennte Schlafzimmer? 40

1.5.   Ein Tipp für die Damen 43

1.6.   Ein Tipp für die Herren 45

2.   Die Raumgröße 46

2.1.   Räume optisch vergrößern oder verkleinern 48

3.   Die Raumfunktion 50

4.   Die Raumausstattung 52

5.   Das Raumklima 53

6.   Den Raum abdunkeln 54

7.   Für Ruhe sorgen 56

7.1.   Warum Geräusche unseren Schlaf beeinflussen 57

7.2. Tipps gegen klappernde Rollläden 59

7.3. Wohnungsbesichtigung – Wohnung auf Hellhörigkeit
testen 62

8. Elektrosmog und Störzonen vermeiden 64

8.1. Fernseher und Laptop 66

9. Das Bett 67

9.1. Standort des Betts 68

9.2. Bettgröße 69

9.3. Lattenrost 71

9.4. Matratze 73

9.5. Kissen 77

10. Schlafposition und Schlafrichtung 82

10.1. Seitenlage 83

10.2. Rückenlage – Arme seitlich 84

10.3. Bauchlage 85

10.4. Eingerollte Fötusposition 86

10.5. Die Schlafrichtung 87

11. Schlafhygiene 88

11.1. Schafschurwolle – ideal für das Bett 89

11.2. Kissen, Bettdecke und Matratze lüften 91

11.3. Bettwäsche regelmäßig waschen 92

11.4. Körperhygiene 93

12. Schlafrhythmus und Schlafdauer 94

13. Den Alltag richtig gestalten 96

13.1. Pausen und Ausgeglichenheit am Tag 97

13.2. Emotionale Balance 98

II

13.3.	Grenze zwischen Arbeit und Freizeit	100
13.4.	Auf den Schlaf einstimmen	103
14.	Ernährung	105
14.1.	Gewürze	106
14.2.	Alkohol	107
14.3.	Koffeinhaltige Getränke	108
14.4.	Kohlenhydrate	109
14.5.	Baldrian, Melisse, Lindenblüte und Hopfen	110
15.	Sport und Bewegung	111

16. Entspannung 113

17. Power Nap 114

18. Schlafbrillen, Ohrstöpsel und Co. 115

18.1. Schlafbrillen 116

18.2. Ohrenstöpsel 118

18.3. Welches Material? 121

18.4. Einweg- oder Mehrwegprodukte? 123

18.5. Maßgefertigte Ohrenstöpsel 125

18.6. Schlafkopfhörer – top oder Flop? 127

18.7. Nachteile und Risiken 128

18.8. Arten von Kopfhörern 130

18.9. Kabellose Stirnbandkopfhörer 132

18.10. Das solltest du beim Kauf eines Schlafkopfhörers beachten
.... 134

19. Tipps zum Einschlafen, wenn man nachts wach wird .. 138

20. Tipps für den Schlaf bei Schichtarbeit 141

20.1. Vor der Nachtschicht 142

20.2. Während der Nachtschicht 143

20.3. Auf dem Weg nach Hause 144

20.4. Wechsel von Nachtschicht zu Früh- oder Tagschicht 145

20.5. Schichtabfolge 146

20.6. Schlafzimmer 147

20.7. Schlafrhythmus 148

20.8. Ernährung 149

20.9. Schlafzeiten 151

20.10. Genug Schlaf................................... 152

20.11. Auf Schlaf einstimmen 153

20.12. Power Nap.................................... 154

20.13. Mitbewohner und Besucher informieren............. 155

21.   Tipps für Eltern mit Baby 157

21.1. Ausschlaftage 158

21.2. Mit dem Baby zusammen ausruhen 160

21.3. Glücklich ist, wer überall schlafen kann 162

21.4. Klare Absprachen 163

21.5. To-do-Liste überarbeiten 164

21.6. Unterstützung annehmen......................... 167

22.   Tipps gegen Frühjahrsmüdigkeit 169

23.   Tipps für den Schlaf im Sommer 176

24.   Tipps für den Schlaf auf Reisen 182

24.1. Urlaubs- und Reisestress vermeiden 183

24.2. Tipps bei Jetlag 186

Nachwort.. 198

Über die Autorin 199

IV

A. Warum gesunder Schlaf so wichtig ist

Ein erholsamer Schlaf ist eine wichtige Kraftquelle. Im Schlaf können sich unser Körper und unser Geist regenerieren. Genug und gut zu schlafen, kann dazu beitragen, ausgeglichener und leistungsfähiger zu sein. Das Wohlbefinden und die Lebensqualität können steigen.

Natürlich ist nicht nur der Schlaf dafür verantwortlich. Erholsamer Schlaf allein reicht nicht aus, wenn man ansonsten einen ungesunden Lebensstil hat. Es gibt viele Faktoren, die zu unserer Gesundheit und unserem Wohlbefinden beitragen. Aber: Der Schlaf ist ein wesentlicher Faktor, der oft unterschätzt wird. Er kann dazu beitragen, dass wir energievoll und fit in den Tag starten und uns wohlfühlen. Wer sich fit und wohlfühlt, ist oft auch selbstbewusster.

Der menschliche Körper besteht aus mehreren Systemen. Hierzu zählen das Herz-Kreislauf-System, das Nervensystem, das Hormonsystem und das Immunsystem. Alles ist mit allem verbunden. Alles sollte im Einklang sein. Genau wie Körper und Geist. Ein gesunder Schlaf kann dazu beitragen. Im Schlaf können sich unsere Muskeln und Organe erholen. Die Haut erneuert sich. Schadstoffe werden abtransportiert.

Ein erholsamer Schlaf kann dabei helfen, besser lernen zu können und das Gelernte im Gedächtnis zu behalten. Viele Menschen können sich neu gelernte Dinge besser merken, wenn sie nach dem Lernen schlafen. Regelmäßiger, ausreichender und guter Schlaf kann dazu beitragen, dass man leistungsfähiger wird. Die Chancen, erfolgreich zu sein, steigen.

Ein chronischer Schlafmangel kann sogar die Partnerschaft und das Sexleben beeinflussen. Viele Menschen haben weniger Lust auf Sex, wenn sie zu wenig geschlafen haben.

Es geht nicht nur darum, wie lange wir schlafen, sondern wie hoch die Qualität unseres Schlafs ist. In diesem Buch bekommst du wertvolle Tipps, wie du deine Schlafqualität verbessern kannst.

B. Allgemeine Informationen über den Schlaf

- Neugeborene brauchen im Durchschnitt 20 Stunden Schlaf pro Tag.
- Ein Säugling verschläft rund vier Fünftel seines jungen Lebens.
- Ein Mensch verbringt durchschnittlich etwa ein Drittel seines Lebens schlafend.
- Ein gesunder Erwachsener schläft im Durchschnitt sechs bis acht Stunden.
- Das Schlafbedürfnis ist sehr individuell.

Schlafzyklen und Schlafphasen

Schlaf verläuft in Zyklen. Ein Schlafzyklus hat verschiedene Schlafphasen. Man unterscheidet grundsätzlich den REM-Schlaf und den Non-REM-Schlaf. Der REM-Schlaf wurde 1953 von Nathaniel

Kleitman und Eugene Aserinsky an der University of Chicago entdeckt. REM steht für „Rapid Eye Movement". In dieser Schlafphase kommt es zu schnellen Augenbewegungen bei geschlossenen Lidern. In der REM-Phase steigen der Blutdruck und der Puls an. Es ist die Phase, in der man am meisten träumt. Beim Non-REM-Schlaf sinken der Blutdruck und die Körpertemperatur. Während des Non-REM-Schlafs findet unter anderem die Tiefschlafphase statt.

Die Anteile und die Länge der Schlafphasen und Schlafzyklen sind individuell. Bei einem gesunden Menschen geht man von etwa vier bis sieben Schlafzyklen pro Nacht aus, die jeweils rund 70 bis 110 Minuten dauern können. Wenn die Schlafzyklen und Schlafphasen gestört werden, kann es zu Schlafstörungen kommen. Die Länge und die Qualität des Schlafs können beeinträchtigt werden. Es gibt viele Faktoren, die einen Einfluss auf die Schlafzyklen und die Schlafphasen haben.

Schlafhormon Melatonin

Das Schlafhormon Melatonin wird in der Zirbeldrüse produziert, die zwischen den beiden Gehirnhälften liegt. Sie ähnelt optisch einem kleinen Tannenzapfen. Das Hormon hat einen Einfluss darauf, wie gut wir ein- und durchschlafen.

Schlafeffizienz

Mit dem Begriff Schlafeffizienz ist Folgendes gemeint: das Verhältnis zwischen der Zeit, die man im Bett liegt, und der Zeit, die man wirklich schläft. Manchmal liegt man zwar acht Stunden im

Bett, hat aber tatsächlich nur sechs oder sieben Stunden geschlafen. Einschlaf- und Durchschlafstörungen verringern also die Schlafeffizienz. Werte ab 90 % gelten allgemein als gute Schlafeffizienz.

Der Schlaf vor Mitternacht

Es heißt, dass der Schlaf vor Mitternacht besonders wichtig sein soll. Ist es nur ein Mythos, weil Eltern ihre Kinder dazu bewegen wollen, früh ins Bett zu gehen? Oder ist wirklich etwas dran?

In der Nacht schüttet die Hirnanhangdrüse eine Art Anti-Aging-Hormon aus. Es wird auch Jungbrunnen- oder Wachstumshormon genannt. Dieses Hormon baut auf natürliche Art im Schlaf Fett ab. Außerdem werden der Muskelaufbau und die Regeneration der Organe positiv beeinflusst.

Das Hormon trägt auch zur Straffung der Haut bei. Es wird vermehrt in den ersten Stunden der Nacht ausgeschüttet. Deshalb ist der Schlaf vor Mitternacht tatsächlich besonders wichtig.

Das Hormon hat einige Gegenspieler, die seine natürliche Ausschüttung verhindern oder beeinträchtigen. Einer dieser Feinde ist Insulin. Dieses wird ausgeschüttet, wenn man am Abend Kohlenhydrate zu sich nimmt. Zum Beispiel: Brot, Kartoffeln, Pasta und Reis. Das Insulin wird ausgeschüttet und vertreibt das Hormon HGH.

Auch Alkohol kann die nächtliche HGH-Ausschüttung beeinträchtigen. Je mehr Alkohol am Abend, desto weniger HGH in der Nacht. Ein weiterer Feind des Anti-Aging-Hormons ist das Stresshormon Cortisol.

Nachts aufwachen

Es ist ganz normal, nachts immer mal wieder aufzuwachen. In der Regel wird man allerdings immer nur kurz wach – für wenige Minuten. Normalerweise schläft man so schnell wieder ein, dass man sich am nächsten Morgen nicht mal mehr daran erinnert. Man hat das Gefühl, man hätte durchgeschlafen. Wenn diese Wachphasen jedoch länger dauern als ein paar Minuten, empfindet man es als störend. Vor allem dann, wenn man nicht wieder einschlafen kann.

C. Schönheitsschlaf – Wahrheit oder Mythos?

Insbesondere Frauen behaupten gerne, dass sie ihren Schönheitsschlaf brauchen. Aber gibt es den überhaupt? Oder ist es nur ein Märchen?

Eine gute Nachricht, liebe Damen: Schönheitsschlaf gibt es wirklich! Schwedische Forscher haben in einer Studie zum Thema „Attraktivität und Schlaf" herausgefunden, dass ausgeschlafene Menschen auf ihre Umwelt attraktiver wirken. Studenten wurden nach Nächten mit ausreichend und mit zu wenig Schlaf fotografiert. Nach Nächten mit genug Schlaf wurden sie von anderen als attraktiver und gesünder wahrgenommen. Außerdem würde man eher den Kontakt zu ausgeschlafenen Menschen suchen. Also: Schlaft schön, liebe Damen!

Übrigens: Schönheitsschlaf funktioniert auch bei Männern!

D. Abnehmen im Schlaf?

Wer einen harmonischen Schlaf-Wach-Rhythmus hat und sich richtig ernährt, verbrennt nachts Fett. Der Schlaf allein reicht nicht, aber er unterstützt die Fettverbrennung, wenn wir genug schlafen. Die Chancen des Gewichtsverlusts besser, wenn man ausreichend schläft. Sieben bis acht Stunden sind zu empfehlen.

Ein ungesunder Schlaf hingegen blockiert das Sättigungshormon Leptin. Man hat mehr Hunger. Deshalb neigen Menschen mit Schlafstörungen auch eher zu Übergewicht.

Um nachts abzunehmen, ist abends eiweißhaltiges Essen zu empfehlen. Zum Beispiel Fleisch, Fisch, Gemüse oder Eier. Eiweiß aktiviert den Fettabbau in der Nacht. Nicht so förderlich sind Kohlenhydrate wie Nudeln oder Reis am Abend.

E. Merkmale eines gesunden Schlafs

Einen gesunden Schlaf erkennt man unter anderem an einer kurzen Einschlafdauer von etwa 15 Minuten. Sofortiges Einschlafen, sobald man im Bett liegt, ist allerdings eher ein Zeichen für ein Schlafdefizit, das eventuell sogar chronisch sein könnte. Bei einem gesunden Schlaf laufen die Schlafphasen ungestört ab. Es gibt genügend Tiefschlaf- und Traumschlafphasen. Die Phasen wiederholen sich in einem Rhythmus von ungefähr 90 Minuten.

Ein weiteres Zeichen für einen gesunden Schlaf ist, dass man sich selten umdreht und den Körper verlagert. Viele Körperbewegungen macht man zum Beispiel, wenn die Matratze oder der Lattenrost schlecht sind. Wenn das Liegen unbequem ist oder sogar Schmerzen hervorruft, dreht man sich häufig um.

Zum Vergleich: Während es auf einer schlechten Matratze zu bis zu 80 größeren Körperbewegungen kommen kann, sind es auf der richtigen Matratze nur rund 25. Die Anzahl hängt natürlich auch von dem persönlichen Wohlbefinden oder anderen gesundheitlichen Problemen ab und ist bei jedem Menschen anders. Diese Zahlen dienen nur als ungefährer Anhaltspunkt und grobe Orientierung.

Wer gut und richtig schläft, wird normalerweise ohne Wecker wach. Man ist morgens ohne Wecker munter und fühlt sich tagsüber ausgeglichen. Die körperliche und geistige Leistungsfähigkeit ist gut. Du kannst dich gut konzentrieren und bist im Einklang mit dir selbst. Ein kleines Tief in der Mittagszeit ist übrigens normal. Du kannst es mit einem kurzen Power Nap ausgleichen, um am Nachmittag wieder fit zu sein.

Wenn du dich nicht so fühlst, kann es auch andere Ursachen dafür geben. Es muss nicht immer am Schlaf liegen, aber es kann. Deshalb ist es sinnvoll, einmal genauer hinzuschauen, ob dein Schlaf tatsächlich so gut ist, wie du immer dachtest. Vielleicht sind es nur Kleinigkeiten, die du ändern kannst, um gesunder und erholsamer zu schlafen.

F. Anzeichen für ein Schlafdefizit

Neben erhöhter Müdigkeit gibt es noch andere Zeichen, die auf ein Schlafdefizit hindeuten können. Eines davon ist sofortiges Einschlafen. Viele denken, es wäre ein gutes Zeichen. Aber, wenn man sofort einschläft, sobald man sich hingelegt hat, kann das auch auf einen Schlafmangel hindeuten. Ein weiterer Hinweis ist eine geringe Schlafeffizienz.

G. Zu viel Schlaf?

Viele Schlafexperten sind der Meinung, dass sieben bis acht Stunden Schlaf für einen Erwachsenen ideal sind. Regelmäßig zu wenig Schlaf tut dem Körper und dem Geist nicht gut. Zu viel Schlaf ist allerdings auch nicht immer gut. Wenn du das Bedürfnis hast, immer so viel zu schlafen, solltest du der Sache auf den Grund gehen. Manchen Menschen entspricht es von Natur aus. Aber es ist sinnvoll, herauszufinden, warum du ein so großes Schlafbedürfnis hast. Vielleicht liegt es nur daran, dass die Qualität deines Schlafs nicht so gut ist. Diese kannst du verbessern.

H. Mögliche Ursachen für Schlafstörungen

Die Ursachen sind vielfältig und sehr individuell. Hier siehst du eine Liste möglicher Ursachen für Schlafstörungen:

- Stress
- zu wenige Pausen im Alltag
- laute Nachbarn
- Lärm von draußen
- falsche Ernährung
- unbequemes Bett
- falsche Heimtextilien
- Störfaktoren im Schlafzimmer
- Elektrosmog
- schnarchender Partner
- Partner, der nachts oft raus muss
- Wetterfühligkeit

- Empfindlichkeit bei Vollmond
- Wechseljahre
- Jetlag
- Schichtdienst
- unregelmäßiger Alltag
- ungesunder Lebensstil
- Albträume
- Bewegungsmangel
- Rückenschmerzen
- Kopfschmerzen
- Nackenverspannungen
- zu viel Licht
- Luftgifte und Schadstoffe in Materialien

Dieses sind nur einige Beispiele. Es gibt noch weitere Ursachen für Schlafstörungen. Oft setzen sich die Schlafprobleme aus mehreren Faktoren zusammen. Manchmal sind es aber auch nur Kleinigkeiten, die man ändern kann, um besser zu schlafen. Man muss nur erst einmal die Ursache kennen und die richtige Lösung finden.

1. Das Schlafzimmer

Das Schlafzimmer sollte ein Ort sein, an dem man sich wohl, sicher und geborgen fühlt. Dann kann man leichter loslassen und sich entspannen. Wenn du die Wahl hast, ist es sinnvoll, den ruhigsten Raum in der Wohnung als Schlafzimmer zu nehmen. Idealerweise hört man dort weder Straßenlärm noch Geräusche von den Nachbarn. Falls sich der Raum neben deiner Küche befindet, achte darauf, dass du keine Elektrogeräte hörst. Die Betriebsgeräusche eines Kühlschranks können störend wirken. Dasselbe gilt für Dinge wie tropfende Wasserhähne oder Lüftungsanlagen.

1.1. Die Fenster

Hochwertige Fenster, die eine hohe Schallschutzklasse aufweisen, helfen dabei, das Schlafzimmer zu einem ruhigen Ort zu machen, an dem du gut schlafen kannst. Wer neue Fenster einbaut, kann von Anfang an darauf achten.

Insbesondere in Wohnungen an stark befahrenen Straßen oder in der Nähe von Geschäften oder gastronomischen Einrichtungen kann es eine sinnvolle Investition sein, neue Fenster einbauen zu lassen. Sprich am besten mit einem Fachmann, ob sich deine Fenster aufrüsten oder umbauen lassen. Neue Fenster kosten viel Geld, aber es kann sich lohnen, wenn du dadurch die Chance hast, dauerhaft besser zu schlafen.

1.2. Schallschutzklassen bei Fenstern

Wer an einer befahrenen Straße oder in der Innenstadt wohnt, weiß gute Schallschutzfenster zu schätzen. Sie sind eine effektive Maßnahme zum Schutz vor störenden Geräuschen von draußen. Sie können zum Beispiel Straßen- und Fluglärm verringern. Wie gut der Schallschutz eines Fensters ist, erkennt man an den Schallschutzklassen. Diese sind durch die Schallschutzverordnung DIN 4109 geregelt. Es gibt sechs Klassen. Je höher die Schallschutzklasse ist, desto besser ist die Schalldämmung des Fensters und desto höher ist der Schallschutz.

Welche Schallschutzklasse deine Fenster brauchen, hängt von der Geräuschkulisse in deinem Wohnumfeld ab – und von deinem persönlichen Empfinden. Für das Schlafzimmer werden unter 25 dB empfohlen.

In dieser Tabelle siehts du die sechs Schallschutzklassen und das dazugehörige Schalldämmmaß. In der Spalte „Wohnumfeld" findest du Anhaltspunkte dafür, bei welchen Umgebungsbedingungen sich welche Schallschutzklasse anbietet. Das hängt außerdem davon ab, wie nah deine Wohnung an der Straße ist.

Schallschutzklasse 1

Schalldämmmaß 25 bis 29

Wohnstraße mit wenigen Autos

Schallschutzklasse 2

Schalldämmmaß 30 bis 34

Wohnstraße mit vielen Autos

Schallschutzklasse 3

Schalldämmmaß 35 bis 39

Wohnstraße mit sehr vielen Autos

Schallschutzklasse 4

Schalldämmmaß 40 bis 44

Hauptstraße mit vielen Autos

Schallschutzklasse 5

Schalldämmmaß 45 bis 49

Hauptstraße mit sehr vielen Autos

Schallschutzklasse 6

Schalldämmmaß über 50

Schnellstraße mit sehr vielen Autos

Wenn du genau wissen willst, welche
Schallschutzklasse deine Fenster haben sollten,
kannst du einen Fachmann fragen. Dieser kann
deine Fenster überprüfen und mit
Spezialmessgeräten feststellen, wieviel Dezibel an

deinem Fenster sind. Er kann dir die richtige Schallschutzklasse und die passenden Fenster empfehlen.

1.3. Weitere Schallschutzmaßnahmen im Schlafzimmer

Ruhe ist für einen erholsamen Schlaf besonders wichtig. In lauten und hellhörigen Wohnungen kann man mit speziellen Schallschutzmaßnahmen dafür sorgen, dass es ruhiger wird. Wohnungseigentümer können sich von einem Fachmann beraten lassen und gegebenenfalls bauliche Veränderungen durchführen. Aber es gibt auch viele Maßnahmen, die Mieter unternehmen können.

Zuerst hilft es, zu verstehen, was Geräusche eigentlich sind. Es sind rhythmische Schwingungen von Luftmolekülen. Diese Schwingungen setzen sich in festen Körpern fort. Deshalb lässt zum Beispiel laute Musik die Wände vibrieren. Diese

Art von Schall nennt man Körperschall. Der Körperschall geht an der Oberfläche eines festen Körpers in Luftschall über. Der Luftschall breitet sich ebenfalls weiter aus. Um Schall zu reduzieren, kann man also entweder den Körperschall oder den Luftschall verringern – oder die Ausbreitung des Schalls begrenzen.

Wer in einer lauten Wohnung lebt und nicht umziehen möchte, kann versuchen, die Geräuschkulisse durch einen Schallschutz abzuschwächen. Körperschall, der in Wänden weitergeleitet wird, kann durch eine Barriere aus großen Möbeln etwas reduziert werden. Du kannst zum Beispiel einen großen Kleiderschrank oder eine Wohnzimmerschrankwand vor die Wand stellen. Allerdings funktioniert es meist nur, wenn die Möbel nicht an die Wand montiert oder aus Sicherheitsgründen dort zusätzlich befestigt werden. Sie sollten direkt vor der Wand stehen, aber nicht direkt damit verbunden sein.

Luftschall zu mindern, ist einfacher. Große und glatte Flächen reflektieren Schall. Deshalb wirken Geräusche wie Kindergeschrei in hohen Altbauräumen mit Parkett oder Fliesen oft viel intensiver. Dasselbe gilt für gespachtelte Wände. Mit der richtigen Raumgestaltung kann man den Luftschall brechen, ablenken und im Raum verteilen. Kombiniere Schrankwände mit Regalen und stell Kleinmöbel oder Raumteiler in den Raum. Diese stehen dem Schall und den Geräuschen quasi „im Weg".

Eine sinnvolle Ergänzung sind großflächige Gardinen und hochflorige Teppiche. Sie schlucken den Schall. Plissees mit Falten mindern den Schall ebenfalls. Eine andere Möglichkeit sind Wandbespannungen oder Bilder auf Textilien.

Diese sind nicht nur eine hübsche Dekoration, sondern auch ein guter Schallschutz. Mit all diesen Tipps und Tricks kannst du dafür sorgen, dass dein Schlafzimmer nicht mehr so hellhörig ist und du bessere Chancen auf einen guten Schlaf hast.

1.4. Gemeinsames oder getrennte Schlafzimmer?

Wenn ein Paar getrennte Schlafräume hat, heißt das heutzutage längst nicht mehr, dass es in der Beziehung kriselt. Ganz im Gegenteil: Bei vielen wird die Partnerschaft dadurch harmonischer und glücklicher. Woran liegt das? Bringen getrennte Schlafzimmer auch etwas, um besser zu schlafen?

Viele Partner erklären ihre glückliche Partnerschaft dadurch, dass das Flirten dadurch angeheizt wird. Es ist nicht mehr selbstverständlich, am Abend zusammen ins Bett zu gehen – und Sex zu haben. Jeder geht zum Schlafen in sein eigenes Zimmer. Man muss umeinander werben und sich ins Zeug legen, wenn man die Nacht nicht allein verbringen will.

Das erhöht die Spannung und den Reiz. Bei vielen Paaren kommt dadurch frischer Wind ins Schlafzimmer. Das Liebes- und Sexleben wird beflügelt.

Andere Paare können sich das nicht vorstellen, weil sie die Nähe und die Zweisamkeit lieben und am liebsten kuschelnd einschlafen. Beide Varianten haben ihre Berechtigung. Es ist eine ganz individuelle Entscheidung.

Im Hinblick auf einen erholsamen Schlaf kann es sinnvoll sein, einfach auszuprobieren, ob du besser schläfst, wenn du allein im Raum bist. Das ist häufig bei Frauen der Fall, während Männer oft ruhiger und erholsamer schlafen, wenn ihre Liebste neben ihnen liegt.

Frauen schlafen oft nicht so tief wie Männer. Ihr Schlaf kann leichter gestört werden. Vermutlich hat es die Natur so eingerichtet, damit Mütter auch im Schlaf leichter bemerken, wenn ihr Baby unruhig ist und sie braucht. Frauen scheinen Geräusche im Schlaf leichter wahrzunehmen. Das kann auch eine Erklärung dafür sein, dass sich mehr Frauen über schnarchende Männer beklagen als umgekehrt. Oder Männer schnarchen einfach wirklich mehr. ;-)

1.5. Ein Tipp für die Damen

Wenn du nachts nicht auf deinen Liebsten
verzichten möchtest, kannst du dir tagsüber
zwischendurch Auszeiten nehmen. Frauen können
sich oft besser entspannen und erholen, wenn sie
ganz allein sind. Sobald Menschen im Raum sind,
haben Frauen von Natur aus das Gefühl, sie
müssten sich um alles kümmern und es allen
rechtmachen. Das kann auf Dauer ganz schön
stressen. Deshalb ist es wichtig, sich als Frau
genügend Auszeiten zu nehmen. Mindestens eine
Stunde am Tag ganz allein zu sein, ist erholsam
und kann zum Wohlbefinden beitragen.

Dabei ist es wichtig, in dieser einen Stunde nichts
zu tun. Nicht lesen, keine Musik hören. Nichts.
Such dir einen ruhigen Raum und schließ Fenster
und Türen. Schalte das Telefon aus. Ganz aus,

nicht nur auf Vibrationsalarm. Stell die Türklingel aus oder so leise wie möglich. Kein Radio. Kein Fernseher. Einfach Stille und Ruhe. Leg dich entspannt hin und ruh dich aus.

Wenn du das zum ersten Mal machst, wird es dir vielleicht noch etwas schwerfallen. Du wirst vielleicht unruhig sein und das Gefühl haben, ständig etwas tun zu müssen. Lass dich davon nicht irritieren. Bleib einfach liegen und komm zur Ruhe. Mindestens eine Stunde am Tag. Viele Frauen, die das regelmäßig machen, fühlen sich erholter und ausgeglichener.

1.6. Ein Tipp für die Herren

Auch für Männer kann es erholsam und wohltuend sein, sich jeden Tag mindestens eine Stunde allein auszuruhen – wie oben für die Damen beschrieben. Gerade in Zeiten der Smartphones und der ständigen Erreichbarkeit ist es wichtig, sich genügend Auszeiten zu gönnen.

2. Die Raumgröße

Auch die Größe des Raumes ist wichtig. Es muss genügend Sauerstoff für eine Nacht zur Verfügung stehen. Andernfalls sollte das Fenster nachts auf Kipp bleiben, um frische Luft hineinzulassen. Dann können allerdings auch Geräusche von außen stören. Viele haben bei geöffnetem Fenster nicht mehr das Gefühl von Geborgenheit und Sicherheit. Andere wiederum können nur bei offenem Fenster schlafen, weil sie das Gefühl von Freiheit brauchen. Das ist eine sehr individuelle Entscheidung. Das Wichtigste ist, dass genug Sauerstoff vorhanden ist. Deshalb solltest du vor dem Schlafen das Schlafzimmer lange genug lüften. Im Zweifelsfall lieber das Fenster geöffnet lassen.

In sehr großen Räumen ist zwar genug Sauerstoff, doch diese können unter Umständen das Gefühl der Geborgenheit beeinträchtigen. Es ist wieder eine Frage der persönlichen Vorlieben und des eigenen Wohlbefindens. Manche Menschen brauchen das Gefühl von Weite und Freiheit, um gut zu schlafen. Andere möchten es in einem kleineren Raum möglichst kuschelig und behaglich haben.

Tipp:

Große und kleine Räume können durch die richtige Raumgestaltung optisch anders wirken. Du kannst dir die Wirkung von Farben, Formen, Oberflächen und Materialien zunutze machen, um dein Schlafzimmer so zu gestalten, dass du dich besser entspannen kannst.

2.1. Räume optisch vergrößern oder verkleinern

Kleine Schlafzimmer können eng und bedrückend wirken. Du kannst kleine Räume optisch vergrößern, indem du für die Raumgestaltung helle Farben verwendest. Weiß oder Pastellfarben sind ideal. Es ist sinnvoll, möglichst wenige verschiedene Farben zu nehmen, sonst kann der Raum unruhig und überladen aussehen. Einfarbige Flächen lassen ihn größer und ruhiger erscheinen.

In großen Schlafzimmern oder Räumen mit hohen Decken fühlen sich manche Menschen nicht wohl, da diese zu palastartig und unbehaglich wirken können. In diesem Fall kannst du die Zimmerdecke dunkler streichen als die Wände. Dadurch erscheint die Decke optisch niedriger. Wenn du die Wände dunkel gestaltest, wirken diese näher. Diese optischen Effekte kannst du bei der Gestaltung deines Schlafzimmers beachten. So schaffst du dir deine persönliche Wohlfühloase.

3. Die Raumfunktion

Ein Schlafzimmer sollte nur zum Schlafen dienen.
Natürlich gibt es noch andere schöne Dinge, die
man dort tun kann. ;-) Diese körperlichen
Aktivitäten sind selbstverständlich auch erlaubt.
Es geht darum, im Schlafzimmer nicht gleichzeitig
einen Schreibtisch stehen zu haben und darin zu
arbeiten. Es ist auch sinnvoll, Haushaltstätigkeiten
wie Bügeln lieber in einem anderen Raum
auszuführen.

Dein Schlafzimmer sollte ein Ort der Entspannung
und Erholung sein. Wenn du mit diesem Raum die
nervige Hausarbeit oder deinen stressigen Job in
Verbindung bringst, kann es sein, dass du dich
dort nicht so gut entspannen kannst. Es ist
schwer, loszulassen und zur Ruhe zu kommen,
wenn neben dir oder gegenüber vom Bett dein

Schreibtisch steht, auf dem die Arbeit auf dich wartet.

Wenn es sich in einer kleinen Wohnung absolut nicht vermeiden lässt, den Schlaf- und Arbeitsbereich in einem Raum unterzubringen, solltest du diesen zumindest deutlich voneinander trennen. Das kannst du zum Beispiel mit einem Raumteiler oder einem Vorhang tun. Dann wirkt die Schlafecke meist gemütlicher und ruhiger. In der harmonischen Umgebung kann man sich leichter entspannen und zur Ruhe kommen.

4. Die Raumausstattung

Für die Gestaltung eines Schlafzimmers eignen sich zum Beispiel Tapeten, Holzvertäfelungen oder gestrichener Wandputz. Die Materialien sollten atmungsaktiv sein. Vermeide möglichst synthetische oder chemische Materialien.

Bei einem Holzboden solltest du darauf achten, dass natürliche Wachse oder Öle verwendet wurden, damit auch der Boden atmungsaktiv ist. Darüber hinaus bieten sich Teppiche aus natürlicher Schafschurwolle an. Wer unbedingt einen pflegeleichten Vinyl- oder Designboden haben möchte, kann auf eine Bio-Variante zurückgreifen, die frei von Schadstoffen ist.

5. Das Raumklima

Die richtige Raumtemperatur und Luftfeuchtigkeit können ebenfalls zu einem erholsamen Schlaf beitragen. Viele Menschen empfinden 16 bis 18 °C als angenehm zum Schlafen. Im Schlafzimmer wird eine relative Luftfeuchtigkeit von 50 bis 60 % empfohlen. Es sollte immer genug Sauerstoff im Raum sein, aber keine Zugluft.

Wichtig ist, dass der Raum sauber und möglichst staubfrei ist. Das ist insbesondere für Allergiker von großer Bedeutung. Da die größte Staubbelastung in der Regel direkt über dem Boden ist, sollte die Liegefläche des Betts entsprechend hoch sein. Empfohlen werden mindestens 35 cm.

6. Den Raum abdunkeln

Viele schlafen besser, wenn der Raum ganz dunkel ist. Unser Körper und unser natürlicher Rhythmus sind an die Natur angepasst. Unsere innere Uhr sagt uns: bei Sonnenaufgang aufstehen und bei Sonnenuntergang schlafen gehen. Bei Dunkelheit wird man müde und möchte sich zurückziehen. Bei Sonnen- und Tageslicht wird man munter und aktiv.

Licht regt die Zellen und den Körper an, aktiv zu werden. Tagsüber wird das Aktiv- und Glückshormon Serotonin produziert. Wenn die Augen wahrnehmen, dass es dunkel ist, produziert das Gehirn sogenannte Nachthormone. Dazu gehört das Schlaf- und Schutzhormon Melatonin. Deshalb können viele besser ein- und durchschlafen, wenn der Raum ganz abgedunkelt ist. Eine Möglichkeit ist ein Rollladen, den du in der Nacht ganz runterlässt. Alternativen sind verdunkelnde Rollos, Plissees oder Vorhänge. Allerdings scheint zum Beispiel bei Rollos und Vorhängen oft an der Seite trotzdem etwas Licht hindurch. Achte darauf, dass sie möglichst gut abdunkeln.

7. Für Ruhe sorgen

Ruhe ist für einen erholsamen Schlaf sehr wichtig. Laute Geräusche können den Schlaf stören. Wenn der Nachbar Musik hört, vor dem Fenster die Straßenbahn vorbeirattert oder der Partner laut schnarcht, ist es oft vorbei mit einem erholsamen Schlaf. Man kann nicht einschlafen und ärgert sich darüber. Man versucht, die Geräusche auszublenden. Oft nimmt man sie jedoch noch bewusster wahr, wenn man versucht, sie zu ignorieren. Warum kann man Geräusche nicht einfach ausblenden?

7.1. Warum Geräusche unseren Schlaf beeinflussen

Das Ohr gehört zu den ersten Sinnesorganen, die sich bei einem Menschen bilden. Ein Baby kann schon im Mutterleib hören. Unsere Augen können wir schließen, wenn wir nichts sehen wollen. Unsere Ohren nicht. Sofern ein Ohr gesund ist, hört es immer, ob man will oder nicht. Deshalb empfinden wir Geräusche oft als stressig, wenn wir einschlafen wollen. Unser Ohr wünscht sich Stille, damit der Körper zur Ruhe kommen kann. Wenn wir etwas hören, sind wir oft in einer Art „Alarmbereitschaft". Wir wollen wissen, wo das Geräusch herkommt. Ist es etwas Bedrohliches? Müssen wir etwas tun? All diese Gedanken und Reflexe können uns davon abhalten, uns zu entspannen und einzuschlafen.

Wer es schafft, trotz der Geräusche einzuschlafen, schläft oft aber nicht so gut. Man wundert sich, warum man trotz sechs bis acht Stunden Schlaf nicht erholt ist. Es gibt viele Maßnahmen, die dir helfen, in deinem Schlafzimmer für Ruhe zu sorgen. Dazu gehören Schallschutzfenster und weitere Schallschutzmaßnahmen im Schlafzimmer. Eine weitere Möglichkeit sind Ohrenstöpsel. Sie sind auch auf Reisen sehr praktisch, wenn du im Flugzeug oder Zug schlafen möchtest.

7.2. Tipps gegen klappernde Rollläden

Du liegst gerade im Bett und freust dich auf deinen erholsamen Schlaf – und dann klappert der Rollladen. Es stürmt und rappelt. Du kannst nicht mehr einschlafen. Damit dir das nicht mehr so oft passiert, kannst du mit den folgenden Tipps deine Rollläden zum Schweigen bringen.

Rollläden klappern zum Beispiel bei starkem Wind, Über- oder Unterdruck. Das kann mehrere Gründe haben. In den seitlichen Führungsschienen befindet sich meist ein Gummiband. Dieses sollte normalerweise nur sehr wenig Platz zwischen dem Rollladenpanzer und der Führungsschiene lassen. Wenn dieses Gummiband nicht die richtige Größe hat, abgenutzt und ausgeleiert ist oder nicht ordnungsgemäß montiert wurde, kann der Rollladen klappern. Es kann auch vorkommen, dass sich die Führungsschienen etwas verformen. Wenn dein Rollladen klappert, kannst du diese Punkte überprüfen und dir im Fachhandel Ersatzteile besorgen. Oft ist es sinnvoll, hierfür direkt einen Fachmann zu beauftragen, der deinen Rollladen repariert.

Eine Alternative zu den Gummibändern sind spezielle Bürstenbänder. Diese können anstatt der Gummibänder eingesetzt oder zusätzlich eingeklebt werden. Das geht allerdings nur, wenn die Schienen breit genug sind. Bevor die Bürstenleisten angebracht werden, müssen die Führungsschienen mit einem fettlösenden Reiniger gesäubert werden.

Schnelle und einfache Lösungen sind Decken und Handtücher. Wenn du nachts wachliegst, weil der

Rollladen rappelt, schnapp dir eine Decke oder ein Handtuch und klemm es zwischen das Fenster und den Rollladen. So hast du Ruhe und gute Chancen, besser zu schlafen. Beim Einklemmen des Handtuchs oder der Decke solltest du aufpassen, dass du den Rollladen nicht zu weit nach außen drückst und beschädigst. Eine weitere Möglichkeit ist, den Rollladen ganz hochzuziehen und stattdessen blickdichte und abdunkelnde Vorhänge, Rollos oder Plissees zu verwenden.

7.3. Wohnungsbesichtigung – Wohnung auf Hellhörigkeit testen

Wenn du eine neue Wohnung mieten oder kaufen möchtest, kannst du bei der Besichtigung darauf achten, wie hellhörig sie ist. Bitte den Makler oder Eigentümer darum, eine Weile leise zu sein, und achte auf Geräusche aus den Nachbarwohnungen. Du kannst auch im Bad die Toilettenspülung betätigen und dann ins Zimmer nebenan gehen, um festzustellen, wie laut man diese dort hört. Dasselbe kannst du mit dem Wasserhahn in der Küche machen. Eine schöne Möglichkeit ist auch, zu zweit zur Besichtigung zu gehen. Einer von euch unterhält sich in einem Zimmer mit dem Makler, der andere geht in den Nebenraum, schließt die Tür und achtet darauf, wieviel man trotzdem von dem Gespräch mitbekommt.

Ideal ist es, die Wohnung mehrmals zu verschiedenen Tageszeiten anzuschauen, am besten auch zur Hauptverkehrszeit oder abends, wenn die meisten Bewohner zu Hause sind. Du kannst zudem die Nachbarn fragen, ob das Haus hellhörig ist.

8. Elektrosmog und Störzonen vermeiden

Insbesondere im Schlafzimmer solltest du Elektrosmog vermeiden oder weitestgehend reduzieren. Benutze dort möglichst wenige Elektrogeräte oder zieh zumindest nachts den Netzstecker aus der Steckdose.

Manche Menschen reagieren auch empfindlich auf das WLAN in ihrer Wohnung. Manchen ist es gar nicht bewusst, sie wundern sich nur darüber, dass ihnen zum Beispiel ständig kalt ist oder sie sich auf andere Weise unwohl fühlen. Es lohnt sich, zumindest einmal auszuprobieren, ob man sich besser fühlt, wenn das WLAN aus ist. Dabei macht es Sinn, das WLAN für mehrere Stunden auszuschalten und dann in sich hinein zu spüren, ob man sich besser fühlt. Die Besserung kann sich zum Beispiel durch mehr Wärme, Ruhe und Ausgeglichenheit ausdrücken.

Wenn du einen Unterschied bemerkst, kannst du das WLAN am Router ausschalten und immer nur dann einschalten, wenn du es benötigst. Falls du es tagsüber ständig brauchst, kannst du es zumindest nachts ausschalten. Beobachte in den folgenden Nächten, ob du dadurch besser schlafen kannst.

8.1. Fernseher und Laptop

LED-Bildschirme haben häufig einen hohen Anteil an Blaulicht. Dieses kann die Produktion des Schlafhormons Melatonin beeinträchtigen. Die innere Uhr wird gestört. Wenn man abends lange vor dem LED-Fernseher oder vor dem Laptop sitzt, kann es zu Einschlafstörungen kommen. In diesem Fall kann es helfen, in den letzten zwei Stunden vor dem Schlafengehen solche Geräte nicht mehr zu nutzen. Bei manchen Geräten ist es auch möglich, das Display rötlich einzustellen. Abends ist es besser, wenn du deine Geräte so rot wie möglich einstellst. Es gibt auch Spezialbrillen, die den Blauanteil herausfiltern können.

9. Das Bett

Das Bett hat einen großen Einfluss auf den Schlaf. Die Wahl des Lattenrosts, der Matratze, der Bettdecke, des Kissens und der Bettwäsche ist wichtig. Auch über den Standort deines Betts solltest du gut nachdenken. Im Folgenden erfährst du Wissenswertes über die wichtigsten Faktoren und bekommst praktische Tipps für den Alltag.

9.1. Standort des Betts

Insbesondere in schlecht isolierten Wohnungen sollte das Bett nicht zu nah an einer Außenwand stehen. Sonst ist man der Kälteabstrahlung der Wand ausgesetzt. Wenn das Bett zum Beispiel aus Platzgründen an der Wand stehen muss, kannst du die Kälte etwas abschirmen, indem du Stoff oder eine Decke davor spannst. Manchmal ist es auch möglich, eine dünne Matratze zwischen das Bett und die Wand zu stellen.

9.2.   Bettgröße

Die Größe des Betts ist wichtig für einen
erholsamen Schlaf. In einem zu engen Bett
verspannt man sich leicht. Man braucht genug
Platz, um sich auch nachts bequem umdrehen zu
können, ohne dass man dabei erst richtig wach
wird. Wenn das Bett selbst sehr schmal ist, kann
man schauen, ob man es ein Stück von der Wand
wegstellen kann, damit man nachts beim
Umdrehen nicht mit den Ellbogen an die Wand
stößt. Allein das Wissen, dass man sich im Schlaf
stoßen könnte, kann dazu führen, dass man nicht
gut schläft. Deshalb ist es wichtig, eine rundum
sichere und gemütliche Atmosphäre zu schaffen.

Neben der Breite ist auch die Länge des Betts
entscheidend – insbesondere bei großen
Personen. Wenn die Füße am Fußende oder an

einer Wand anstoßen, liegt man nicht mehr entspannt. Auch wenn keine Begrenzung am Fußende ist, sollte das Bett samt Lattenrost und Matratze lang genug sein. Wenn die Füße nicht mehr ganz auf die Matratze passen, hängen sie locker über. Das ist oft nicht so bequem und kann die vollständige Entspannung beeinträchtigen.

9.3. Lattenrost

Der Lattenrost sollte hochwertig und so gebaut sein, dass du im Schlaf eine natürliche Körperhaltung einnehmen kannst. Eine Möglichkeit sind doppelseitige, freischwingende Lamellenroste. Es gibt aber auch andere Lattenroste, die aus anatomischer und orthopädischer Sicht geeignet sind. Wichtig ist, dass der Druck zwischen der Unterlage und dem Körper ausgeglichen wird. Dort, wo der Körper von selbst Druck auf den Untergrund ausübt, sollte Entlastung entstehen. In den Bereichen, wo kein Druck ausgeübt wird, sollte der Körper Unterstützung bekommen. So kannst du im Schlaf eine natürliche Haltung einnehmen. Lass dich am besten in einem Fachgeschäft individuell beraten, um den passenden Lattenrost für deine Körpergröße und deinen Körperbau zu finden.

Wie beim Kauf einer Matratze ist auch hier ein ausgiebiges Probeliegen angesagt.

9.4. Matratze

Die menschliche Wirbelsäule hat die Form einer doppelten S-Linie. Beim Liegen solltest du darauf achten, dass deine Wirbelsäule die natürliche Form einnehmen kann. Natürlich ist es auch manchmal gemütlich, sich einfach aufs Sofa zu kuscheln. Aber vor allem beim längeren Liegen in der Nacht sollte die natürliche Doppel-S-Linie möglich sein. Ansonsten kann es zu Verspannungen und einer Überbelastung der Wirbelsäule kommen. Auch Rücken- und Kopfschmerzen können dadurch entstehen. Auf den Schlaf wirkt es sich folgendermaßen aus: Durch die falsche Liegeposition können Schmerzen und Durchblutungsstörungen entstehen. Auch der Temperaturhaushalt des Körpers kann aus dem Gleichgewicht geraten. Es kann sein, dass man aufwacht oder die Schlafqualität beeinträchtigt wird. Deshalb ist es wichtig, dass du anatomisch korrekt liegst.

Deine Wirbelsäule benötigt gleichzeitig Unterstützung und Entlastung. Die Lendenwirbelsäule muss gestützt werden. Die Bandscheiben brauchen Entlastung. Eine gute Lösung sind punktelastische Matratzen. Dadurch werden Druckstellen vermieden. Da jeder Körper anders ist und jeder Mensch ein anderes Körpergefühl hat, sind allgemeine Empfehlungen für bestimmte Matratzenmodelle nicht sinnvoll. Lass dich am besten in einem Fachgeschäft beraten. Die Experten können schauen, wie du auf der Matratze liegst und welches Modell deinem Körper die beste Unterstützung und Entlastung bietet. Teste mehrere Matratzen. Achte darauf, ob sich dein Körper entspannt anfühlt und du dich wohlfühlst. Manche Bettenfachgeschäfte bieten ihren Kunden an, Matratzen zum Probeliegen für einige Tage nach Hause zu liefern. Das ist natürlich besonders praktisch, da du so in aller Ruhe austesten kannst, auf welcher Matratze du am besten schläfst. Achte auf folgende Punkte:

- Entstehen an deinem Körper Druckstellen?
- Hast du Verspannungen?
- Hast du Schmerzen?
- Schläfst du gut ein?
- Schläfst du durch?
- Wachst du morgens entspannt und erholt auf?

Darüber hinaus kannst du beim Kauf einer Matratze oder eines neuen Matratzenbezugs auf natürliche Materialien achten. Schafschurwolle bietet sich dank ihrer hervorragenden Eigenschaften an. Sie wirkt feuchtigkeitsregulierend und antibakteriell. So entsteht ein trockenwarmes Bettklima.

9.5. Kissen

Bevor du dir ein Kissen aussuchst, solltest du deine eigene Schlafposition erforschen. Schläfst du immer auf der Seite ein? Liegst du am liebsten auf dem Rücken oder machst du es dir auf dem Bauch gemütlich? Da du dich während des Schlafens schlecht beobachten kannst, ist es sinnvoll, deinen Partner oder deine Familie zu fragen. Vielleicht ist deinen Lieben aufgefallen, dass du dich in der Nacht öfter umdrehst und deine Schlafposition wechselst. Frag sie, in welcher Position sie dich am häufigsten schlafen sehen.

Insbesondere wenn du deine Schlafposition oft änderst, benötigst du ein Kissen, das sich den unterschiedlichen Anforderungen anpassen kann. Ein wichtiger Punkt ist die Pass- und Stützfähigkeit des Kissens. Die ideale Kissenhöhe richtet sich nach der Schlafposition und deinem Körperbau – insbesondere nach der Breite deiner Schultern. Das ist vor allem bei Seitenschläfern von großer Bedeutung.

Achte auf jeden Fall darauf, im Genick einen Knick zu vermeiden. Viele Menschen haben ein zu hohes oder zu niedriges Kopfkissen. Das kann zu Verspannungen im Nackenbereich führen. Die Halswirbelsäule ist empfindlich und sollte nicht die ganze Nacht in einer falschen Position liegen. Das gilt für Seitenschläfer genauso wie für Rücken- und Bauschläfer. Deine Schultern sollten nicht komplett auf dem Kopfkissen liegen. Ideal ist, wenn nur dein Kopf darauf liegt und dein Schulteransatz das Kissen nur berührt.

Für Rückenschläfer sind flache Kissen sinnvoll. Seitenschläfer liegen auf einem mittleren bis hohen Kissen meist angenehmer. Wer morgens häufig mit Nacken- oder Kopfschmerzen aufwacht, kann ein Nackenkissen ausprobieren. Deine Körperproportionen solltest du bei der Kissenwahl beachten – zum Beispiel die Länge und die Tiefe deines Nackens. Bei einem Nackenkissen gilt: Je kürzer der Hals ist, desto weniger ausgeprägt darf die Nackenstütze im Kissen sein.

Im Hinblick auf die Schulterbreite gilt Folgendes: Je schmaler sie ist, desto niedriger sollte das Kissen sein. Menschen mit breiter Schulterbreite brauchen höhere Kissen. Ein Punkt, der beim Kissenkauf oft vernachlässigt wird, ist die Härte der Matratze. Weiche Matratzen geben von selbst schon viel nach, wenn du liegst. Deshalb reicht oft ein flaches Kissen. Härtere Matratzen, die nicht so viel nachgeben, können in der Regel gut mit einem höheren Kissen kombiniert werden.

Es ist sinnvoll, vor dem Kauf verschiedene Kissen auszuprobieren und dich von einem Fachverkäufer individuell beraten zu lassen. In vielen Geschäften kannst du die Kissen ausprobieren und dich zur Probe damit hinlegen. So kannst du in dich hineinspüren, mit welchem Kissen du dich am wohlsten fühlst. Der Fachverkäufer steht dir als Experte zur Seite. Er kann deine Liegeposition und deinen Wirbelsäulenverlauf beobachten und dich darauf aufmerksam machen, wenn dein Kopf zum Beispiel zu hoch oder zu tief liegt. Das fällt Außenstehenden oft eher auf als einem selbst. Man selbst hat sich manchmal schon so sehr an eine falsche Körperhaltung und Schlafposition gewöhnt, dass es sich normal anfühlt. Deshalb ist eine persönliche Beratung beim Kauf eines neuen Kissens sinnvoll.

Wichtig ist, dass das Kissen aus natürlichen Materialien besteht. Es sollte keine Lösungsmittel oder Schadstoffe enthalten. Das ist bei einem Kissen besonders wichtig, da sich dieses die ganze Nacht über nah an den Atemwegen befindet und die Schadstoffe so über einen längeren Zeitraum eingeatmet werden könnten.

10.Schlafposition und Schlafrichtung

Ob wir gut schlafen, hängt auch damit zusammen, in welcher Schlafposition und in welche Himmelsrichtung wir schlafen. Zu den üblichen Liegepositionen gehören die Seitenlage, die Rückenlage, die Bauchlage und die eingerollte Fötusposition. Doch nicht nur die Lage ist wichtig, sondern auch die Schlafrichtung kann die Erholung in der Nacht beeinflussen.

10.1. Seitenlage

Viele Menschen sind Seitenschläfer. In dieser Liegeposition wird normalerweise kein Körperteil überbeansprucht. Meist winkelt man die Beine dabei etwas an und zieht ein oder beide Knie leicht in Richtung Brust. Das empfinden Menschen mit Rücken- oder Gelenkproblemen oft als angenehm. In der Seitenlage kann zum Beispiel ein Nackenkissen genommen werden, das den Kopf- und Nackenbereich im Schlaf gut unterstützt.

10.2. Rückenlage – Arme seitlich

Die Rückenlage ist eine entspannende
Liegeposition, bei der Kopf, Nacken und
Wirbelsäule in der Regel entlastet werden.
Allerdings schlafen nur wenige Menschen auf dem
Rücken. Ein Nachteil ist, dass viele auf dem
Rücken liegend mehr schnarchen.

10.3. Bauchlage

Auf dem Bauch zu schlafen, kann dazu beitragen, nicht so viel zu schnarchen. Allerdings können die Gelenke und Muskeln dadurch belastet werden. Bei manchen Menschen kommt es zu einem Kribbeln oder Taubheitsgefühl in den Armen und Beinen.

10.4. Eingerollte Fötusposition

Bei dieser Schlafposition liegt man auf der Seite und zieht die Beine ganz nah an die Brust. Diese Position erinnert an einen Fötus im Mutterleib. Wenn man kurze Zeit so liegt, kann es sehr angenehm sein. Allerdings kann es bei längerem Liegen zu Nackenschmerzen kommen. Durch die eingerollte Lage wird der Rücken gestretcht. Das ist für viele Menschen zu viel und kann sich am nächsten Morgen bemerkbar machen.

10.5. Die Schlafrichtung

Manche Menschen schlafen besser, wenn sie mit dem Kopf im Norden und den Füßen im Süden liegen. Eine ebenfalls angenehme Alternative ist: Kopf im Osten und Füße im Westen. In vielen Zimmern hat man mehrere Möglichkeiten, das Bett zu stellen. Probiere aus, wo und wie du am besten schläfst.

11.Schlafhygiene

Ein Faktor, der im Hinblick auf einen guten Schlaf oft unterschätzt wird, ist die Betthygiene. Im Bett können sich bis zu über eine Million Milben befinden. Die Kleinen lieben ein feuchtwarmes Klima. Da wir Menschen in der Nacht von Natur aus schwitzen, ist es in unserem Bett oft feucht und warm. Vor allem im Kopf- und Nackenbereich schwitzt man leicht. Die Feuchtigkeit gelangt in das Kopfkissen. Mit der Wahl der richtigen Materialien kann man dafür sorgen, dass statt einem feuchtwarmen ein trockenwarmes Klima entsteht.

11.1. Schafschurwolle – ideal für das Bett

Ein trockenwarmes Bettklima ist angenehm. Wir Menschen lieben es – Milben nicht. Deshalb sollte es in deinem Bett lieber trocken und warm sein. Natürliche Schafschurwolle ist ein ideales Material, um dieses Klima herzustellen. Sie besitzt von Natur aus hervorragende Eigenschaften, die auch dem Menschen zugutekommen. Die Wolle ist antibakteriell, selbstreinigend und feuchtigkeitsregulieren. Schafschurwolle kann bis zu 30 % ihres eigenen Gewichts an Feuchtigkeit aufnehmen. Die Feuchtigkeit wird neutralisiert. Das kann dazu beitragen, rheumatologischen Beschwerden vorzubeugen. Schafschurwolle ist im Winter kuschelig warm und im Sommer angenehm kühl.

Naturmaterialien wie Schafschurwolle sind auch noch aus einem anderen Grund zu empfehlen. Wenn sich Schadstoffe im Material befinden, atmet man diese unter Umständen die ganze Nacht ein. Jede Nacht. Das könnte den Schlaf beeinträchtigen und deiner Gesundheit schaden. Darum ist es ratsam, natürliche Materialien zu wählen.

11.2. Kissen, Bettdecke und Matratze lüften

Über Nacht gelangt viel Feuchtigkeit in das Kopfkissen. Deshalb ist es wichtig, dass du es tagsüber gut lüftest. Schüttele es morgens ausgiebig auf und leg es so hin, dass es gut lüften kann. Dasselbe gilt für deine Bettdecke. Auch die Matratze sollte am Tag die aufgenommene Feuchtigkeit abgeben können. Gib ihr die Gelegenheit und leg das Kopfkissen und die Bettdecke zum Lüften woanders hin, zum Beispiel über einen Stuhl oder Wäscheständer. Dann kann auch die Matratze gut lüften.

11.3. Bettwäsche regelmäßig waschen

In frischgewaschener Bettwäsche schläft man oft besonders gut. Deshalb denk dran, sie regelmäßig zu waschen. Zum einen ist das aus hygienischen Gründen besser und zum anderen versprüht die frisch gewaschene Wäsche einen angenehmen Duft in deinem Schlafzimmer. Das kann zu deinem Wohlbefinden und deiner Entspannung beitragen. Viele Menschen schlafen in frisch gewaschener und duftender Wäsche besser.

11.4. Körperhygiene

Was banal und selbstverständlich klingt, ist auch sehr wichtig für einen erholsamen Schlaf. Wenn man frisch geduscht ist, fühlt man sich wohl in seiner Haut. Man kann sich leichter entspannen und loslassen.

12.Schlafrhythmus und Schlafdauer

Ein regelmäßiger Schlafrhythmus kann dabei helfen, insgesamt besser zu schlafen. Wenn du jeden Tag ungefähr zur selben Zeit einschläfst und aufwachst, gewöhnt sich dein Körper daran. Das kann dazu beitragen, dass du leichter einschlafen und besser durchschlafen kannst. Es muss nicht genau dieselbe Uhrzeit sein, aber ungefähr. Abweichungen von einer oder anderthalb Stunden sind okay.

Eine andere Methode funktioniert genau umgekehrt: Gewohnheiten ändern. Du gehst immer zur selben Zeit ins Bett? Du stehst immer zur selben Zeit auf? Du schläfst trotzdem nicht gut? Dann ist es vielleicht an der Zeit, ein paar Gewohnheiten zu ändern. Das befreit und kann neue Impulse geben – und vielleicht deinen Schlaf verbessern. Anfangen kannst du bei deinen

Schlafgewohnheiten. Versuch einfach mal, früher oder später ins Bett zu gehen und aufzustehen. Beobachte, was sich verändert. Schläfst du besser ein? Kannst du durchschlafen? Bist du morgens fitter? Probiere es einfach aus.

Darüber hinaus kann es auch helfen, Gewohnheiten am Tag zu ändern. Wenn du normalerweise immer denselben Tagesablauf hast, verändere etwas. Angefangen bei einem neuen Weg zur Arbeit bis zu routinierten Arbeitsabläufen und dem gewohnten Trott bei der Hausarbeit. Ändere deine Gewohnheiten und schau, was sich verändert. Es ist eine vermeintlich unbedeutende Sache, die aber sehr befreiend sein kann.

13.Den Alltag richtig gestalten

Damit die Nacht harmonisch und erholsam ist, sollte auch der Tag angenehm und sinnvoll gestaltet werden. Dazu gehört, am Tag genügend Pausen zu machen und sich abends auf den Schlaf einzustimmen. Achte vor allem auf die folgenden Punkte.

13.1. Pausen und Ausgeglichenheit am Tag

Um abends gut in den Schlaf zu finden und sich nachts zu erholen, ist es wichtig, dass auch der Tag ausgeglichen ist. Stress, Überbelastung und Überforderung können den nächtlichen Schlaf beeinflussen. Wer den ganzen Tag ohne Pause auf Hochtouren läuft, braucht sich nicht wundern, wenn er abends nicht zur Ruhe kommt.

Einige Experten empfehlen zum Beispiel, nach einer Belastungszeit von 90 Minuten eine zehnminütige Pause zu machen. Es gibt auch andere Modelle. Wichtig ist jedoch, dass du auch tagsüber genug Erholung und Entspannung findest. Ausgeglichenheit, Harmonie und Balance am Tag helfen dir, nachts besser zu schlafen.

13.2. Emotionale Balance

Dasselbe gilt für emotionale Balance. Ärger, Sorgen und Angst sind Schlafräuber. Genau wie Hass oder Neid. Bevor du mit solchen Gefühlen ins Bett gehst und die ganze Nacht wachliegst, kannst du versuchen, dich damit vor dem Schlafengehen auseinanderzusetzen und sie zu überwinden. Wenn du Streit mit jemandem hast, kann es helfen, sich zu vertragen und gegenseitig zu verzeihen. Ist das am Abend nicht mehr möglich, kannst du dir zumindest den nächsten Schritt überlegen. Zum Beispiel, dass du dich am nächsten Tag mit jemandem aussprechen, dich entschuldigen oder ansprechen willst, was dir auf dem Herzen liegt. Oft hilft es, die eigenen Gedanken aufzuschreiben. So kannst du am Abend besser loslassen und hast bessere Chancen auf einen erholsamen Schlaf.

Eine positive Lebenseinstellung ist eine gute Voraussetzung für einen entspannenden und gesunden Schlaf. Optimismus und Freude sind das A und O. Sei gut zu dir selbst und gönn dir etwas. Mach mehr Dinge, die dir Freude machen. Nimm das Leben leicht und genieß es!

Tipp: Wer sich intensiver mit „innerer Balance" beschäftigen möchte, kann meinen Ratgeber zu diesem Thema lesen.

13.3. Grenze zwischen Arbeit und Freizeit

Bei vielen Menschen, insbesondere bei beruflich Selbstständigen, verschwimmen die Grenzen zwischen Arbeits- und Freizeit. In der Mittagspause wird doch noch schnell der Geschäftspartner angerufen, vor dem Fernseher die Buchhaltung gemacht und abends im Bett noch die E-Mails gecheckt. Oft fällt es einem nicht mal mehr auf, wieviel man tatsächlich arbeitet.

Das kann sich auch auf die Qualität des Schlafs auswirken. Wenn du dich schlecht entspannen kannst und Einschlaf- oder Durchschlafstörungen hast, kannst du diesen Punkt in deinem Leben überprüfen.

Probiere aus, ob es besser wird, wenn du deine Arbeitszeit und Freizeit klarer abgrenzt. Mach tagsüber genügend Pausen, in denen du wirklich nicht arbeitest - auch nicht mal eben eine berufliche Nachricht schreibst. Gönn dir früh genug Feierabend – und mach dann auch wirklich Feierabend. In dieser Zeit sind nur noch schöne Dinge angesagt. Geh deinem Hobby nach, verbring Zeit mit deiner Familie und deinen Freunden oder entspann dich einfach allein zu Hause. Tu dir etwas Gutes und genieß es!

Teste das mehrere Tage oder Wochen und achte darauf, ob du besser schläfst. Die Chancen stehen gut. Ein positiver Nebeneffekt ist, dass man dadurch in der Arbeitszeit oft effektiver ist. Da die Grenzen klar gesetzt sind und man sich in der Freizeit wirklich erholen kann, ist man in der Arbeitszeit fitter und leistungsfähiger. Wenn du diese Erfahrung erst einmal gemacht hast und beruhigt bist, dass du trotzdem – bzw. gerade deswegen - beruflich viel schaffst, wird es dir in

Zukunft leichter fallen, dir genügend Pausen und einen richtigen Feierabend zu gönnen.

13.4. Auf den Schlaf einstimmen

Um gut schlafen zu können, ist es hilfreich, abends erst einmal zur Ruhe zur kommen. Geh nach der Arbeit nicht sofort ins Bett, sondern entspann dich zuerst und komm runter. Es ist wichtig, dass du ganz in Ruhe ins Bett gehst.

Viele Menschen können leichter einschlafen, wenn sie abends eine Art Schlafritual haben. Etwas, das sie gerne tun und das ihnen Freude macht. Es kann ein Spaziergang durch die frische Abendluft sein, ein heißes Bad bei Kerzenschein, Entspannung bei schöner Musik oder ein gutes Buch. Manche hören vor dem Einschlafen noch ein Hörspiel, andere machen sich eine Tasse Kakao oder Milch mit Honig. Dieses Ritual kann dabei helfen, zur Ruhe zur kommen und sich auf den Schlaf einzustimmen.

Einschlafen vor dem Fernseher ist übrigens nicht zu empfehlen. Es regt den Geist an. Ist man eingeschlummert, nimmt man in der Regel weiterhin die akustischen Reize des Fernsehers wahr. Deshalb ist dieser Schlaf alles andere als erholsam. Außerdem wird man meist nach einer Weile wach. Dabei sind die ersten beiden Stunden normalerweise die erholsamsten Schlafstunden.

Manchen hilft es, abends Tagebuch zu führen. Indem man den Tag Revue passieren lässt und alles, was einen beschäftigt, aufschreibt, kann man es leichter loslassen. Dabei fallen einem vielleicht noch wichtige Dinge ein, die man am nächsten Tag erledigen will. Diese schreibt man sich auf einen Notizzettel. So kann man sicher sein, am nächsten Tag daran zu denken. Man braucht nicht mehr darüber nachdenken und kann es loslassen. Das Entspannen und das Einschlafen fallen vielen Menschen dann leichter.

14.Ernährung

Wer Schlafstörungen hat, kann auch seine abendlichen Essgewohnheiten genauer betrachten. Die letzte größere Mahlzeit sollte ungefähr drei Stunden vor dem Schlafengehen eingenommen werden. Dann bleibt dem Körper genug Zeit, die Nahrung in Ruhe zu verdauen. Wenn man danach noch Hunger hat, sind eher leichte Snacks zu empfehlen. Manche Lebensmittel haben eine beruhigende und schlaffördernde Wirkung, andere stören einen erholsamen Schlaf.

14.1. Gewürze

Scharfe Gewürze vertragen viele Menschen abends nicht mehr so gut. Sie können dazu beitragen, dass das Ein- oder Durchschlafen beeinflusst wird. Du kannst beobachten, ob es bei dir genauso ist, und beim Würzen des Abendessens darauf achten.

14.2. Alkohol

Von Alkohol werden viele Menschen zwar zunächst müde, aber er ist trotzdem vor dem Schlafengehen nicht zu empfehlen. Die Leber muss dann in der Nacht den Alkohol abbauen. Das ist für den Körper nicht gerade erholsam. Alkohol kann dazu beitragen, dass die natürlichen Schlafzyklen gestört werden.

14.3. Koffeinhaltige Getränke

Diese Getränke haben eine eher aufputschende und wachmachende Wirkung. Sie sind also vor der Nachtruhe nicht zu empfehlen.

14.4. Kohlenhydrate

Wer spät abends viele Kohlenhydrate zu sich nimmt, kann oft zwar gut einschlafen, aber nicht durchschlafen.

14.5. Baldrian, Melisse, Lindenblüte und Hopfen

Diesen Pflanzen sagt man eine beruhigende und entspannende Wirkung nach. Sie können zu einem normalen Ein- und Durchschlafen beitragen.

15. Sport und Bewegung

Ein regelmäßiges, ausgeglichenes und gemäßigtes Sportprogramm kann sich positiv auf den Schlaf auswirken. Ausdauersportarten sind besonders gut geeignet. Dabei können bis zu drei Stunden in der Woche schon ausreichen, um den Schlaf zu verbessern.

Wenn du Schlafstörungen hast, kannst du ausprobieren, ob du besser schläfst, wenn du bis zu drei Stunden wöchentlich zum Beispiel Dauerlauf machst oder schwimmen gehst. Wähle eine Sportart, die dir Freude macht, und probiere es aus.

Vielen Menschen helfen auch schon regelmäßige Spaziergänge an der frischen Luft. Auch ein leichtes Gymnastik- oder Tanzprogramm zu Hause kann zu einem erholsamen Schlaf beitragen.

Um den Schlaf positiv zu beeinflussen, ist Sport am Morgen oder am Nachmittag sinnvoll. Wenn du nur abends Zeit hast, solltest du eine Sportart wählen, bei der die körperliche Anstrengung nicht zu groß ist. Ein ausgeglichenes und ruhiges Trainingsprogramm ist sinnvoller. Entspannende Sportarten wie Pilates bieten sich an.

16. Entspannung

„Einmal tief durchatmen" hilft nicht nur bei Entscheidungen, sondern oft auch beim Entspannen vor dem Einschlafen. Eine wirkungsvolle Übung ist:

Tief durch die Nase einatmen – bis in den Bauch. Indem du deine Hände leicht auf deinen Bauch legst, spürst du, ob du wirklich bis in den Bauch atmest. Fühle, wie sich dein Bauch langsam hebt. Nach dem Einatmen atmest du ruhig durch den Mund wieder aus. Dann wieder durch die Nase ein und den Mund aus. Ganz in Ruhe. Das machst du eine Weile. Manche Menschen schlafen schon während der Übung ein. Man kommt damit zur Ruhe und kann sich entspannen. Das kann dazu beitragen, leichter einzuschlafen.

17. Power Nap

In der Mittagszeit hat man oft ein tagesperiodisches Tief, das ganz natürlich ist. Dieses Tief kannst du gut mit einem kurzen Mittagsschlaf ausgleichen. Dieses Nickerchen wird auch Power Nap genannt. Es hat sich gezeigt, dass ein kurzer Schlaf von bis zu 30 Minuten einen guten Erholungswert hat. Er kann dazu beitragen, die Leistungsfähigkeit zu steigern.

Viele Menschen können in einer Hängematte oder in einem Schaukelstuhl besonders gut einschlafen und sich erholen. Das könnte daran liegen, dass man als Baby in den Schlaf gewogen wird und man mit dem Schwingen Geborgenheit und Wohlbefinden assoziiert.

18. Schlafbrillen, Ohrstöpsel und Co.

Es gibt eine Fülle von Hilfsmitteln, mit denen du zum Beispiel für Ruhe und Dunkelheit sorgen kannst, um besser zu schlafen. Dazu gehören unter anderem Schlafbrillen, Ohrenstöpsel und Schlafkopfhörer. Im Folgenden werden die verschiedenen Arten sowie die Vor- und Nachteile vorgestellt.

18.1. Schlafbrillen

Schlafbrillen und Schlafmasken sind hilfreich, wenn du in einem Raum schlafen willst, der sich nicht vollständig abdunkeln lässt. Sie sind auch ein praktischer Begleiter für unterwegs, wenn du im Bus, in der Bahn oder im Flugzeug schlafen willst. Auch in zu hellen Hotelzimmern können sie dir helfen.

Eine Schlafbrille besteht aus einem leichten, weichen Material, das die Augen bedeckt, und einem elastischen Band, das man um den Kopf legt, damit die Schlafbrille auf den Augen bleibt. Schlafmasken aus Naturfasern wie Seide oder Baumwolle fühlen sich angenehm an, sind hautfreundlich und bieten einen hohen Tragekomfort.

Tipp: Beim nächtlichen Gang zum WC möglichst wenig Licht anmachen, damit man nicht unnötig wach wird.

18.2. Ohrenstöpsel

Es gibt verschiedene Arten von Ohrenstöpseln. Je nach Art des Lärms sind andere Modelle sinnvoll. Ein Handwerker, der einem sehr hohen Schallpegel und schrillen Geräuschen ausgesetzt ist, braucht zum Beispiel Ohrenstöpsel mit einer starken Dämmwirkung für hohe Frequenzen. Damit hört man allerding auch oft das Telefon oder die Türklingel nicht mehr.

Musik hat hohe und tiefe Frequenzen. Deshalb braucht man dafür Ohrenstöpsel, die alle Frequenzen betreffen. Geräusche von vorbeifahrenden Autos haben hauptsächlich tiefe Frequenzen. Wenn du also nachts Ruhe vor Autos und Co. haben möchtest, brauchst du Ohrenstöpsel für tiefe Frequenzen. Ohrenstöpsel gibt es unter anderem in Apotheken, beim Hörakustiker oder in Musikgeschäften.

18.3. Welches Material?

Ohrenstöpsel werden aus verschiedenen Materialien hergestellt. Es gibt zum Beispiel welche aus Wachs, Schaumstoff oder Silikon. Der Vorteil von Wachs und Silikon ist, dass sich diese Materialien besser an den Gehörgang anpassen. Sie fühlen sich geschmeidig an und sind angenehm zu tragen.

Je dichter ein Ohrenstöpsel schließt, desto stärker ist das Gefühl der „Abgeschiedenheit". Da ein Mensch mit gesunden Ohren normalerweise immer hört, ist es ungewohnt, wenn man es plötzlich nicht mehr tut. Es kann sein, dass man nervös wird oder sich unwohl fühlt – zumindest am Anfang. Im Laufe der Zeit gewöhnt man sich meist daran. Aber es gibt auch Menschen, die dieses Gefühl überhaupt nicht mögen und kaum ertragen. Dann sollte man sich natürlich nicht dazu zwingen, Ohrenstöpsel zu verwenden, sondern eine andere Lösung finden.

Da die Haut im Ohr sehr sensibel ist, kann es sein, dass sie empfindlich reagiert, wenn man die Ohrenstöpsel häufig trägt. In diesem Fall kannst du versuchen, deine Haut mit pflegender Creme einzucremen. Achtung: Diese sollte nicht zu weit ins Ohr gelangen! Eine Alternative für empfindliche Ohren sind Stöpsel aus hypoallergenem Kunststoff.

18.4. Einweg- oder Mehrwegprodukte?

Wer zum ersten Mal Ohrenstöpsel ausprobieren möchte, kann einfache Einwegstöpsel nehmen. So kannst du testen, ob sie etwas für dich sind. Einwegmodelle können nicht gereinigt werden und sollten deshalb nur einmalig verwendet werden.

Mehrwegstöpsel gibt es zum Beispiel aus Kunststoff. Sie bestehen oft aus drei Lamellen und können gereinigt werden. Sofern sie regelmäßig gründlich gesäubert werden, können sie meist mehrere Wochen oder Monate benutzt werden. Mehrwegmodelle bieten sich an, wenn du oft Ohrenstöpsel verwendest. Auch wenn sich Mehrwegstöpsel reinigen lassen, ist es aus hygienischen Gründen sinnvoll, dass jeder seine eigenen Stöpsel verwendet. Du solltest sie lieber

nicht mit anderen teilen. Wenn ihr sie braucht,

um nachts gut zu schlafen, braucht sowieso jeder

von euch welche.

18.5. Maßgefertigte Ohrenstöpsel

Ja, auch die gibt es. Du kannst dir von einem professionellen Hörakustiker passgenaue Ohrenstöpsel anfertigen lassen. Hierfür wird ein Abdruck von deinem Ohr gemacht. Dann wird eine Silikonform angefertigt und schließlich dein individueller Ohrenstöpsel hergestellt. In die Stöpsel und sogenannten „intelligenten Gehörschutz" können sogar akustische Filter eingebaut werden. Das heißt, du kannst dir aussuchen, vor welchen Geräuschen dich der Stöpsel schützen soll und welche du hören möchtest. Das ist praktisch, wenn du den Straßenlärm nicht hören willst, den Wecker aber schon.

Du kannst dir auch aussuchen, um wieviel Dezibel du die Geräuschfrequenzen senken möchtest. Das ist dann sinnvoll, wenn du zu einem Konzert gehen möchtest. Du hörst die Musik, belastest deine Ohren aber nicht so stark. Es ist, als ob du die Lautstärke runterdrehen würdest.

Insbesondere „intelligenter Gehörschutz" hat natürlich seinen Preis, aber wer unter Schlafstörungen leidet, wird diese Investition zu schätzen wissen.

18.6. Schlafkopfhörer – top oder Flop?

Während viele Menschen beim Einschlafen absolute Ruhe und Stille brauchen, hilft es anderen, Musik zu hören, um in den Schlaf zu finden. Man lauscht seiner Lieblingsmusik oder einer wohltuenden Entspannungsmusik. Es ist etwas Schönes und Vertrautes, das gute Laune bereitet. Außerdem ist man von der Musik abgelenkt und denkt nicht mehr so viel über den Alltag oder Probleme nach. Allerdings sind Schlafkopfhörer sehr umstritten. Es gibt viele Nachteile und viele Experten raten davon ab.

18.7. Nachteile und Risiken

1. Einige Modelle können unbequem sein und am Kopf drücken. Das ist insbesondere dann der Fall, wenn die falsche Größe gewählt wurde.

2. Kopfhörer können verrutschen oder runterfallen, wenn du dich im Schlaf bewegst und umdrehst.

3. Die Kabel können sich verheddern oder um deinen Hals wickeln.

4. Bei zu harten Materialien wird der Kopfhörer nach einiger Zeit unbequem.

5. In-Ear-Kopfhörer können bei längerem Tragen unangenehm sein und im schlimmsten Fall Schmerzen verursachen.

6. Kopfhörer können in einigen Fällen dazu beitragen, dass das Wachstum von

Ohrenschmalz beschleunigt wird. Die Luftzirkulation in der Ohrmuschel kann beeinträchtigt werden und der Schmalz gelangt eventuell zum Trommelfell, wo er schlechter entfernt werden kann. Die Ohren können verstopfen oder sich entzünden. Das wiederum kann das Gleichgewicht beeinträchtigen.

7. Ständiges und lautes Musikhören kann zu Gehörschäden führen. Insbesondere bei der Verwendung eines Schlafkopfhörers ist es wichtig, nur leise Musik zu hören.

8. Die akustischen Reize können am Ein- und Durchschlafen hindern und die Schlafphasen beeinflussen.

Die Verwendung eines Schlafkopfhörers kann noch weitere Nachteile und Risiken haben. Besprich diese im Zweifelsfall am besten mit deinem Ohrenarzt.

18.8. Arten von Kopfhörern

Wer trotz aller Nachteile und Risiken einen Schlafkopfhörer ausprobieren möchte, sollte zunächst das passende Modell finden. Diese Arten gibt es:

Over-Ear-Kopfhörer

Dieses Modell umschließt die Ohrmuschel. Es liegt am Kopf an. Da dieser Kopfhörer relativ groß und schwer ist, kann man damit meist nur auf dem Rücken liegen. Deshalb ist er als Schlafkopfhörer nur bedingt geeignet. Der Vorteil ist, dass dieser Kopfhörer über dem Ohr liegt. Dadurch wird auf das Ohr selbst kein Druck ausgeübt.

On-Ear-Kopfhörer

Diese Variante ist schmaler, liegt aber direkt auf dem Ohr auf. Dadurch ist sie meist nicht so gut als Schlafkopfhörer geeignet.

In-Ear-Kopfhörer

In-Ear-Kopfhörer sind die berühmten „Stöpsel im Ohr", wie man so schön sagt. Sie werden direkt ins Ohr gesteckt und fallen optisch kaum auf. In-Ears sind klein und sehr leicht. Von daher eignen sie sich sehr gut als Schlafkopfhörer.

18.9. Kabellose Stirnbandkopfhörer

Hierbei handelt es sich um ein Stirnband mit integrierten Kopfhörern. Da es mit Bluetooth ausgestattet ist, gibt es keine Kabel, die im Schlaf stören könnten. Das kabellose Stirnband wurde extra für das Einschlafen entwickelt und liegt komfortabel auf den Ohren. Es ist meist aus Baumwolle oder Vlies und somit besonders weich. Deshalb ist mit diesen Schlafkopfhörern auch das Schlafen auf der Seite möglich.

Angenehm ist, dass das Stirnband Geräusche aus dem Umfeld abschirmt. Ein weiterer Vorteil ist die flexible Größe. Die meisten Stirnbänder passen sich automatisch an und sind somit für jede Kopfgröße und –form geeignet. Viele Modelle sind vielseitig einsetzbar. Du kannst sie zum Beispiel als Schlafmaske verwenden und deine Augen damit verdecken. Das ist besonders praktisch, wenn sich dein Schlafzimmer nicht komplett abdunkeln lässt oder du auf Reisen im Zug, im Flugzeug oder in zu hellen Hotelzimmern schläfst.

Du kannst das kabellose Stirnband auch einfach so zum Musikhören nehmen, wenn du nicht schlafen möchtest. Ein Nachteil ist, dass der Sound bei einigen Modellen nicht so gut ist.

18.10. Das solltest du beim Kauf eines Schlafkopfhörers beachten

Over-, On- oder In-Ear: Einen Schlafkopfhörer trägt man im Normalfall die ganze Nacht lang. Er sitzt viele Stunden lang auf deinen Ohren und deinem Kopf. Deshalb ist der Komfort ein ganz entscheidendes Kaufkriterium. Doch es gibt auch noch andere Aspekte, die du beachten solltest.

Komfort

Die Muscheln des Kopfhörers sollten nicht drücken – weder auf deinen Ohren noch sonst irgendwo auf deinem Kopf. Im Idealfall spürst du gar nicht, dass du einen Kopfhörer trägst. Weiche Materialien sind angenehm und erhöhen den Komfort. Wie bequem dein Kopfhörer ist, hängt auch von der richtigen Größe ab.

Größe

Die Maße deines Schlafkopfhörers sind sehr wichtig. Ist der Kopfhörer zu groß, kannst du meist nicht oder nur unbequem auf der Seite liegen. Zu kleine Modelle können ebenfalls unbequem sein. Am besten probierst du vor dem Kauf verschiedene Kopfhörer aus. So kannst du sicher sein, dass er die ideale Größe für dich hat. Manche Paare oder Familienmitglieder benutzen denselben Kopfhörer und wechseln sich je nach Bedarf ab. Das ist jedoch nur sinnvoll, wenn ihr dieselbe Größe habt.

Kabel

Achte darauf, mit welchen Kabeln der Kopfhörer ausgestattet ist. Dicke Kabel sind unflexibel. Sie könnten dich daran hindern, dich im Schlaf frei und ungestört zu bewegen. Wenn du darauf liegst, können die Kabel unangenehm sein und zu

Druckstellen führen. Ein besonders großes Risiko ist, dass sich das Kabel im Schlaf um deinen Hals wickeln könnte. Das kann natürlich auch bei dünneren Kabeln passieren.

Mikrofonie

Was sich im ersten Moment wie ein neuer Trend anhört, sind aber unerwünschte Nebengeräusche. Sie entstehen in einem Kopfhörer, wenn sich die einzelnen Bauteile darin bewegen. Diese Bewegungen werden über die Lautsprecher als Töne wiedergegeben.

Ein Beispiel:

Du kuschelst dich gemütlich in dein Kopfkissen und hörst plötzlich ein Kratzen oder Schaben. Das nervt und hindert dich am Einschlafen. Wenn du schon eingeschlafen bist, wirst du dadurch vielleicht wieder wach. Achte beim Kauf darauf, ob der Kopfhörer anfällig für Mikrofonie ist, und probiere ihn am besten vorher aus.

Tonqualität

Die Lautstärke wird beim Schlafen meist niedrig eingestellt. Ein schlechter Klang fällt deshalb bei einem Schlafkopfhörer nicht so sehr auf. Aber eine hohe Tonqualität ist dennoch wichtig.

Geräuschisolierung

Ein wesentlicher Punkt ist die Geräuschisolierung. Geräusche außerhalb des Kopfhörers sollten möglichst nicht nach innen dringen. Ist die Geräuschisolierung ausgezeichnet, kann der Schlafkopfhörer auch ohne Musik das Einschlafen erleichtern. Störende Geräusche von schnarchenden Partnern oder Nachbarn können abgefangen werden.

19. Tipps zum Einschlafen, wenn man nachts wach wird

Nachts wach zu werden und nicht wieder einschlafen zu können, ist besonders unangenehm. Man ist müde und will unbedingt wieder einschlummern, aber es geht einfach nicht. Dann schaut man auf den Wecker und sieht, dass man nur noch wenige Stunden hat, bis man aufstehen muss. Man versucht, wieder einzuschlafen. Gleichzeitig denkt man immer wieder daran, dass man bald aufstehen muss und wie kaputt man am nächsten Tag sein wird, wenn man jetzt nicht endlich einschläft. Also hat man das Gefühl, man muss sich noch mehr anstrengen, um einzuschlafen. Doch das funktioniert natürlich nicht. Ganz im Gegenteil. Durch die Gedanken und den Stress wird man nur noch wacher. Man steigert sich noch mehr hinein und kann erst recht nicht mehr schlafen.

Dieses Szenario gilt es zu vermeiden oder, wenn man bereits drin ist, zu ändern. Ein Anfang ist, positiv und optimistisch zu denken. Versuche, die negativen und stressigen Gedanken gar nicht erst zuzulassen. Du kannst zum Beispiel versuchen, dich an Tage zu erinnern, an denen du trotz Müdigkeit gut drauf warst und einen schönen Tag hattest. An denen du müde und trotzdem erfolgreich warst. Dann merkst du, dass es gar nicht so schlimm ist, wenn du am nächsten Tag nicht ganz so fit sein solltest.

Manchmal schafft man es nicht so leicht, aus diesen Gedanken herauszukommen. Dann ist es meist sinnvoller, das Licht anzumachen und kurz aufzustehen. Trink etwas Wasser oder iss etwas Leichtes und lies ein paar Seiten in deinem Buch. Dadurch kommst du auf andere Gedanken und kannst danach wahrscheinlich leichter einschlafen.

20. Tipps für den Schlaf bei Schichtarbeit

Schichtarbeiter haben oft Schlafprobleme, vor allem, wenn auch Nachtschichten gemacht werden. Der natürliche Schlafrhythmus gerät leicht durcheinander. Der Schlaf findet zu ungewohnten Zeiten statt, ist zu kurz oder die Schlafqualität ist nicht so gut. Das ist eine Herausforderung für den gesamten Organismus. Es gibt kein Patentrezept, das die körperlichen und geistigen Belastungen durch Schichtarbeit vollkommen ausgleicht. Aber mit folgenden Tipps kannst du versuchen, dir die Situation zu erleichtern.

20.1. Vor der Nachtschicht

Wer seinen Schichtplan rechtzeitig kennt, kann sich ganz bewusst im Vorfeld darauf einstimmen. Du kannst dich zum Beispiel auf den nächsten Nachtschichtblock vorbereiten, indem du am Tag vor der Nachtschicht später ins Bett gehst und länger schläfst.

Tipp:

Bitte deinen Chef darum, die Schichtpläne möglichst früh zu erstellen. So können sich alle Beteiligten besser darauf einstimmen. Auch das kann einen kleinen Teil zum besseren Schlafen bei Schichtarbeit beitragen.

20.2. Während der Nachtschicht

Eine helle Beleuchtung an deinem Arbeitsplatz hilft dir, während der Nachtschicht wachzubleiben. Viel Bewegung ist sinnvoll. Wenn du müde wirst, steh auf und beweg dich etwas – am besten an der frischen Luft. Vielleicht kannst du kurz nach draußen gehen. Ansonsten atme am offenen Fenster eine Weile tief durch.

Warten und Nichtstun macht meist zusätzlich müde. Deshalb kann es helfen, wenn du Leerlauf vermeidest. Wenn du zum Beispiel arbeitsbedingt auf deinen Einsatz warten musst, kannst du in der Zwischenzeit vielleicht andere Aufgaben erledigen. Vielleicht darfst du dir die Wartezeit ja auch mit privaten Beschäftigungen vertreiben.

20.3. Auf dem Weg nach Hause

Wenn du von der Nachtschicht nach Hause gehst, ist es draußen meist taghell. Damit sich dein Körper nicht zu sehr auf Tag einstellt und noch wacher wird, kannst du auf dem Nachhauseweg eine Sonnenbrille tragen.

20.4. Wechsel von Nachtschicht zu Früh- oder Tagschicht

Wenn ein Nachtschichtblock zu Ende geht, gilt es, sich auf den nächsten Früh- oder Tagschichtblock einzustellen. Vielen hilft es, nach der letzten Nachtschicht tagsüber nur kurz zu schlafen, damit man abends müde ist und in der Nacht gut schläft.

20.5. Schichtabfolge

Viele Menschen können es besser verkraften, wenn die Abfolge der Schichten von früh nach spät ist. Das heißt, dass folgende Schichtfolge für viele angenehmer ist: Frühschicht, Tagschicht, Nachtschicht. Du kannst bei dir selbst einmal darauf achten, ob es bei dir auch so ist. Sprich mit deinen Kollegen. Wenn es euch allen so geht, könnt ihr mit eurem Chef oder dem Betriebsrat reden und darum bitten, dass die Schichtfolge so gestaltet wird. In vielen Unternehmen wechseln die Schichten jede Woche, da es sich so leichter organisieren lässt. Allerdings empfehlen Experten, die Schichten lieber alle drei bis fünf Tage zu wechseln.

20.6. Schlafzimmer

Für Schicht- und Nachtarbeiter ist es besonders wichtig, dass das Schlafzimmer schlaffreundlich ist. Es sollte so gestaltet sein, dass du möglichst leicht ein- und durchschlafen kannst. Dunkelheit und Ruhe sind das A und O.

20.7. Schlafrhythmus

Welcher Schlafrhythmus dir hilft, mit Schichtarbeit klarzukommen, ist sehr individuell. Probiere verschiedene Varianten aus, bis du die beste Lösung für dich gefunden hast In einigen Fällen kann es sinnvoll sein, nach einer Nachtschicht auch in Schichten zu schlafen. Zum Beispiel vier Stunden sofort nach der Nachtschicht und drei Stunden am Nachmittag. Du kannst ja einmal testen, ob es dir mit dieser Variante gutgeht.

20.8. Ernährung

Damit du nach der Schicht schnell und gut schlafen kannst, solltest du schon während der Arbeit darauf achten, was du isst und trinkst. Bei Nachtschichten greift man natürlich gerne zu koffeinhaltigen Getränken wie Kaffee, um wachzubleiben. Diese können dir aber auch später das Einschlafen erschweren. Deshalb solltest du mindestens in den letzten zwei Stunden der Nachtschicht auf diese Getränke verzichten. Auch schwere Mahlzeiten am Ende oder nach der Nachtschicht können das Einschlafen und die Schlafqualität beeinträchtigen. Ein zu voller Magen ist nicht gut, ein zu leerer aber auch nicht. Gönn dir einen leichten Snack.

Alkohol macht zwar viele im ersten Moment müde, kann aber dazu führen, dass das

Durchschlafen und die Schlafqualität gestört werden. Der Körper muss den Alkohol verarbeiten und kann sich währenddessen oft nicht so gut erholen. Das spürt man am nächsten Tag.

20.9. Schlafzeiten

Auch bei Schichtarbeit kannst du regelmäßige Schlafzeiten einhalten. Natürlich nicht jeden Tag dieselbe, aber je nach Schicht. Du kannst dir zum Beispiel für die Frühschicht, Tagschicht und Nachtschicht im Vorfeld geeignete Schlafzeiten überlegen und diese dann jedes Mal einhalten. So hast du eine Chance, dich daran zu gewöhnen und besser zu schlafen.

20.10. Genug Schlaf

Es ist wichtig, dass du genug schläfst. Wenn sieben oder acht Stunden am Stück nicht möglich sind, achte darauf, dass du zumindest insgesamt auf diese Zeit kommst. Also zum Beispiel vier Stunden direkt nach der Nachtschicht und drei oder vier Stunden am Nachmittag. Wenn du ein größeres Schlafbedürfnis hast, gönn dir ruhig auch mal mehr Schlaf.

20.11. Auf Schlaf einstimmen

Bereite dich auf den Schlaf vor und komm zur Ruhe. In den letzten Stunden bei der Arbeit solltest du schwierige Gespräche und Stress vermeiden. Erledige Arbeiten am PC möglichst schon vorher und nicht kurz vor Feierabend, da der Blaulichtanteil solcher Geräte das Einschlafen beeinträchtigen kann. Entspann dich. Vielleicht kannst du schon auf der Rückfahrt mit der Bahn etwas lesen oder entspannende Musik hören. Manchen helfen ein heißes Bad, ein Kräutertee oder ein Glas warme Milch.

20.12. Power Nap

Wenn du bei der Arbeit die Gelegenheit hast, kannst du zwischendurch ein kleines Nickerchen machen. 20 oder 30 Minuten leichter Schlaf ist erholsam und kann dir helfen, insgesamt besser mit dem Schichtdienst klarzukommen.

20.13. Mitbewohner und Besucher informieren

Damit du ungestört schlafen kannst, solltest du andere über deine Schlafzeiten informieren. Das gilt insbesondere, wenn du mit dem Partner, der Familie oder in einer WG wohnst. Teile ihnen deine Schlafzeiten mit. Du kannst zum Beispiel einen Plan in der Wohnung aufhängen. Dann kann sich jeder daran orientieren, ohne dich ständig fragen zu müssen. Wenn du außerhalb der angekündigten Zeiten spontan schlafen gehst, schreib deinen Mitbewohnern einen Zettel.

Außerdem kannst du deine Nachbarn informieren. Vielleicht nehmen sie Rücksicht und sind zu deinen Schlafzeiten etwas leiser. Wenn du Freunde hast, die gerne mal überraschend vor deiner Tür stehen, kannst du auch ihnen sagen, wann du deine Ruhe brauchst. Bei vielen Türklingeln gibt es die Möglichkeit, sie lautlos zu stellen. Wie auch immer: Es ist wichtig, dass du in deinen Schlafzeiten deine Ruhe hast und vollkommen ungestört schlafen kannst. Um das zu erreichen, sind oft klare Absprachen, Regeln und Grenzen erforderlich.

21. Tipps für Eltern mit Baby

Frischgebackene Eltern kennen Müdigkeit und Schlafmangel nur zu gut. Vor lauter Glücksgefühlen können sie anfangs meist ganz gut damit umgehen. Dank der von Natur aus ausgeschütteten Hormone kommen insbesondere frischgebackene Mamas mit weniger Schlaf zurecht, als sie je für möglich gehalten hätten. Doch auf Dauer schlaucht es ganz schön. Damit dein Körper und dein Geist auch dauerhaft gut damit zurechtkommen, kannst du folgende Tipps ausprobieren.

21.1. Ausschlaftage

Paare können verabreden, dass jeder Partner mindestens einen Tag in der Woche einen Ausschlaftag hat. Bei vielen bietet sich das Wochenende an. Unter der Woche geht es natürlich auch. Wichtig ist, dass du so lange schlafen kannst, wie du möchtest – und wie es dein Körper und Geist zur Regeneration brauchen. An einem anderen Tag ist dann dein Partner bzw. deine Partnerin dran.

Alleinerziehende können liebe Familienangehörige oder Freunde bitten, ihnen einen Ausschlaftag zu ermöglichen. Solange das Baby noch gestillt wird, lässt sich das natürlich nicht so leicht realisieren. Aber sobald deine Tochter oder dein Sohn auch ein Fläschchen akzeptiert, kannst du deine Chance nutzen und dir etwas mehr Schlaf gönnen. Wenn dein Kind älter ist, lässt sich dieser Erholungstag einfacher realisieren.

21.2. Mit dem Baby zusammen ausruhen

Wenn dein kleiner Sonnenschein schläft, nutz auch du die Gelegenheit. Geh auf Nummer sicher, dass dein Baby sicher und behütet in seinem Bettchen liegt und ihm nichts passieren kann. Dann kannst auch du dir eine Runde Schlaf gönnen. Dank Babyphone und Co. wirst du schon merken, wenn es Zeit zum Aufstehen ist. Du kannst dich auch gemeinsam mit deinem Baby auf das Sofa kuscheln und schlafen. Stell aber auf jeden Fall sicher, dass dein Baby geschützt liegt und nicht herausfallen oder von dir erdrückt werden kann, wenn du dich im Schlaf bewegst.

Sich mit dem Baby gemeinsam zu erholen, ist schön und hilfreich. Es ersetzt aber auf keinen Fall die Zeit, in der du allein in deinem Bett schläfst.

Diese Zeit ist besonders wichtig, damit sich dein Körper und dein Geist richtig erholen und regenerieren können.

21.3. Glücklich ist, wer überall schlafen kann

Es gibt Menschen, die können überall schlafen. Im Auto, in der Bahn, im Flugzeug, im Bus oder sogar an der Bushaltestelle. Wenn du zu diesen Menschen gehörst, nutze die Gelegenheit. Mehrere kleine Nickerchen am Tag ersetzen zwar nicht den nächtlichen Schlaf, sind aber eine gute zusätzliche Kraftquelle.

21.4. Klare Absprachen

Paare können sich absprechen, wer sich in welcher Nacht um das Baby kümmert. Zum Beispiel heute der eine und morgen der andere. Das ist oft besser, als wenn beide jede Nacht aufmerksam sein müssen. Wenn du im Bett liegst und weißt, dass dein Partner dran ist, kannst du dich viel besser entspannen. Die Chancen auf einen erholsamen Schlaf stehen besser.

21.5. To-do-Liste überarbeiten

Wenn das Baby gerade nicht deine Aufmerksamkeit braucht, wartet oft eine lange To-do-Liste auf dich. Du rotierst und machst und tust, um alles zu schaffen, bis dein Baby wieder aufwacht und dich mit seinem süßen Lächeln und seinen großen Augen anstrahlt. Doch die Liste ist noch längst nicht abgehakt. Ständig kommen neue Aufgaben dazu. Aber: Sind diese wirklich alle so wichtig, wie du denkst?

Nimm dir ein paar Minuten Zeit, um dir die Liste genau anzuschauen und zu überarbeiten. Welche Punkte sind wirklich wichtig? Welche können vielleicht noch ein paar Tage oder Wochen warten? Welche sind überflüssig? Bei welchen Punkten können dir andere helfen?

Man will alles gewissenhaft erledigen — wie vorher auch immer. Aber: Als frischgebackene Eltern ist man plötzlich in einer neuen Situation. Da ist es an der Zeit, alte Gewohnheiten und Verhaltensmuster loszulassen. Oft steht man sich selbst im Weg, indem man versucht, alles noch genauso zu machen wie früher. Das ist aber in der neuen Situation nahezu unmöglich — und oft nicht mehr angesagt. Es gilt, neue Lösungen zu finden und neue Wege zu gehen.

Schau dir deine To-do-Liste im Hinblick darauf an. Manche Aufgaben lassen sich vielleicht schneller und einfacher erledigen, wenn du die Herangehensweise änderst. Womöglich stellst du fest, dass sich viele Punkte von allein erledigen, wenn du alte Gewohnheiten und Erwartungen an dich selbst loslässt. Ach ja, und: Es ist egal, was andere von dir denken! Diese Einstellung ist befreiend und erleichtert dir auch das Leben als frischgebackene Mutter oder frischgebackener Vater. Wenn du dir deinen Alltag erleichtern kannst, findest du auch mehr Zeit und Ruhe zum Schlafen.

21.6. Unterstützung annehmen

Wenn dein Baby noch ganz klein ist, gibt es natürlich viele Dinge, die nur du als Mama oder Papa erledigen kannst. Aber für all die anderen Aufgaben im Haushalt oder im Alltag findest du vielleicht liebe Menschen, die dir dabei helfen. Sie werden sicher Verständnis dafür haben, dass du dringend Schlaf nachholen musst, und dich gerne unterstützen.

Also: Wenn dir jemand Hilfe anbietet, nimm sie ruhig einmal an! Du kannst auch von dir aus liebe Menschen um Unterstützung bitten. Manche Leute würden gerne helfen, wissen nur nicht wie und bieten deshalb keine Hilfe an. Wenn du aber gezielt danach fragst, unterstützen sie dich bestimmt gerne. Sie freuen sich, dass sie dir helfen können, und du hast insgesamt mehr Zeit zum Schlafen.

22. Tipps gegen Frühjahrsmüdigkeit

Das Frühjahr: Die Sonne ist da und die Blumen blühen. Es ist warm und wir freuen uns, dass wir auf der Terrasse frühstücken und in der Sonne sitzen können. Doch warum sind viele im Frühling so müde?

Warum hat man Frühjahrsmüdigkeit?

Das Gute-Laune-Hormon Serotonin entsteht bei Tageslicht in unserem Gehirn. In der kalten Jahreszeit halten wir uns viel öfter im Haus auf. Selbst gut beleuchtete Räume haben nur einen Bruchteil des natürlichen Sonnenlichts. Das Licht ist jedoch elementar für die Produktion von Serotonin. Im Winter sinkt unser Serotoninspiegel. Das wiederum beeinflusst die Bildung des Schlafhormons Melatonin.

Tipp:

Tageslichtlampen, die bis zu 10000 Lux haben, ähneln dem natürlichen Sonnenlicht. Deshalb kann es wohltuend sein, im Winter zwischendurch eine solche Lampe einzuschalten. Beachte die Hinweise in der Bedienungsanleitung des jeweiligen Modells, wie lange man die Lampe maximal nutzen sollte. Abends solltest du sie nicht mehr nutzen, weil helles Licht anregend wirkt und du dann eventuell nicht so gut einschlafen kannst.

Im Frühling erleben wir die zunehmende Sonneneinstrahlung. Viel Sonne, viel Serotonin. Es kommt zu einem richtigen Boom von Glückshormonen. Das ist natürlich sehr erfreulich. Allerdings wirkt sich dieser Hormonboom auch auf das Schlafhormon Melatonin aus, das den Schlaf-Wach-Rhythmus steuert. Dieses Hormonchaos im

Körper kann dazu führen, dass man sich müde und antriebslos fühlt.

Im Frühjahr verändert sich nicht nur die Natur, sondern auch unser Körper. Wird es draußen wärmer, weiten sich unsere Blutgefäße. Der Blutdruck sinkt. Man ist müde. Manche haben Konzentrationsschwierigkeiten oder Kopfschmerzen. Es kann auch sein, dass man schlechte Laune und einfach keine Lust hat. Doch obwohl man müde ist, schläft man schlecht. Das wird als Frühjahrsmüdigkeit bezeichnet. Was kann man dagegen tun?

Mehr Schlaf gönnen

Während sich dein Körper im Frühjahr umstellt, solltest du ihm mehr Schlaf gönnen. Auch ein Mittagsschlaf kann helfen, um dich im Frühling wohler zu fühlen.

Viel frische Luft

Tanke im Frühjahr viel frische Luft. Gehe spazieren und öffne oft die Fenster, um die wohltuende Luft hineinzulassen. Zu Hause und bei der Arbeit. Durch die frische Luft wird das Gehirn mit Sauerstoff versorgt und man wird wacher.

Wenn du zum Beispiel in der Arbeitspause nicht spazieren gehen kannst, geh zumindest öfter mal vor die Tür oder stell dich ans geöffnete Fenster. Atme mehrmals tief durch und genieß die frische Luft.

Viel Bewegung

Durch Bewegung bringst du deinen Körper in Schwung. Am besten draußen an der frischen Luft, ansonsten im Haus. Es muss nicht immer gleich ein ganzes Sportprogramm sein. Spaziergänge, ein paar Minuten zur Lieblingsmusik tanzen oder

Treppe statt Fahrstuhl sind ein guter Anfang. Mit ausreichend Bewegung fühlen wir uns oft ausgeglichener. Das kann sich auch positiv auf den Schlaf auswirken.

Ausgewogene Ernährung

Wer Schwierigkeiten mit der Frühjahrsmüdigkeit hat, kann den Ermüdungserscheinungen mit einer gesunden Ernährung entgegenwirken. Um den Körper zu entlasten, kann man zum Beispiel statt üppiger Mahlzeiten mehrere kleine und leichte Mahlzeiten zu sich nehmen. Achte darauf, durch viel Obst und Gemüse viele Vitamine und Mineralstoffe zu dir zu nehmen. Da es viele frische Nahrungsmittel im Winter nicht gibt, ist es sinnvoll, den Nährstoffhaushalt im Frühling erst einmal wieder richtig aufzufüllen.

Viel trinken

Flüssigkeitsmangel kann auch ein Grund für Müdigkeit sein. Deshalb solltest du auch im Frühjahr immer genug trinken. Am besten Wasser. Tee oder ungesüßte Getränke sind eine geeignete Ergänzung.

Wechselduschen

Um bei Frühjahrsmüdigkeit den Kreislauf in Schwung zu bringen, kannst du Wechselduschen ausprobieren. Dusche morgens abwechselnd warm und kalt. Eine Alternative oder Ergänzung ist es, tagsüber zwischendurch die Arme warm und kalt abzuspülen.

Das Leben genießen

Wenn man müde ist, tendiert man dazu, sich zu Hause zurückzuziehen. Man möchte sich am liebsten im Bett verkriechen. Ausruhen und Entspannen sind auch sinnvoll, aber nicht die ganze Zeit. Bei Frühjahrsmüdigkeit, die ja in der Regel länger anhält, solltest du dich zwischendurch aufraffen und etwas Schönes unternehmen. Geh raus in die Natur oder triff dich mit deinen Freunden. Eine schöne Möglichkeit ist auch, neue Hobbys auszuprobieren und neue Leute kennenzulernen. Vielleicht verliebst du dich ja sogar neu. Es heißt ja nicht umsonst „Frühlingsgefühle". Mach etwas, das du schon immer mal tun wolltest. Plane deinen Sommerurlaub. All das weckt die Lebensgeister und macht munter.

23. Tipps für den Schlaf im Sommer

Sommer: Die Sonne scheint und alle sind gut drauf. Man möchte am liebsten den ganzen Tag am Strand oder im Freibad sein. Abends kommen Freunde zum Grillen oder um den lauen Sommerabend mit einem kühlen Drink auf dem Balkon ausklingen zu lassen. Sommeridylle pur.

Doch für manche Menschen werden die schweißtreibenden Temperaturen nachts zur Herausforderung. Während man sich tagsüber im Schwimmbad oder unter der kalten Dusche abkühlen kann, liegt man nachts in seinem warmen Schlafzimmer. Durch das geöffnete Fenster kommt auch nur warme Luft hinein.

Da die Temperaturen im Sommer tagsüber und nachts nahezu gleichbleiben, hat der Körper oft Schwierigkeiten, die Hitze zu regulieren. Die Folge können Einschlaf- oder Durchschlafprobleme sein. Man liegt wach und schwitzt. Hinzu kommt, dass man oft Durst hat, viel trinkt und ständig zur Toilette muss. Unter diesen Umständen ist der Schlaf nicht immer erholsam.

So mancher schnappt sich die Bettdecke und macht es sich auf dem Balkon oder der Terrasse gemütlich. Glücklich schätzen kann sich, wer ein Moskitonetz hat und in einer ruhigen Umgebung wohnt. Eine romantische Nacht unter dem klaren Sternenhimmel – traumhaft.

Doch in der Realität sieht es oft anders aus. Um auch im Sommer erholsam zu schlafen, kannst du folgende Tipps beherzigen.

Raumklima im Sommer

Eine angenehme Raumtemperatur zum Schlafen ist 16 bis 18 °C. Das heißt, die Hitze sollte draußen bleiben. Um das zu erreichen, kannst du tagsüber im Schlafzimmer die Fenster schließen und den Raum verdunkeln. Wichtig ist, dass du dein Schlafzimmer trotzdem ausreichend lüftest. An heißen Sommertagen kannst du gut früh morgens und spät abends lüften, wenn es draußen kühler ist.

Zugluft vermeiden

Wer nachts gerne bei offenem Fenster schläft, sollte darauf achten, dass keine Zugluft entsteht. Im Sommer schwitzt man viel. Wenn man in der Zugluft liegt, könnte es zu Verspannungen oder Erkältungen kommen.

Luftige Schlafkleidung

In der warmen Jahreszeit sind kurze und luftig leichte Kleidungsstücke ideal. Wichtig ist, dass die Materialien atmungsaktiv und feuchtigkeitsregulierend sind. Ideal sind Naturfasern wie Baumwolle.

Nackt schlafen

Bei den heißen Temperaturen schlafen viele am liebsten nackt. Bloß kein störender Stoff, der nach kurzer Zeit am Körper klebt. Da ist es nackt einfach am angenehmsten. Dabei ist es allerdings besonders wichtig, nicht in der Zugluft zu liegen. Außerdem solltest du Folgendes bedenken: In einer warmen Nacht scheidet der Körper oft einen halben Liter Flüssigkeit oder mehr aus. Wenn du nackt schläfst, landet diese direkt in deiner Bettwäsche und in deinem Bett. Deshalb sollten Nacktschläfer ihre Bettwäsche häufiger wechseln und heiß genug waschen. Es ist auch ratsam, regelmäßig den Bezug der Matratze oder der zusätzlichen Unter- oder Auflagen zu reinigen.

Lauwarme Dusche

Nach einem langen und schweißtreibenden Sommertag ist es wohltuend, vor dem Schlafengehen duschen zu gehen. Viele stellen sich dann am liebsten unter die kalte Dusche, um sich abzukühlen. Das kalte Wasser regt jedoch den Kreislauf an. Du möchtest dich abkühlen, erreichst jedoch genau das Gegenteil. Vor allem, wenn du danach schlafen möchtest, ist es nicht besonders förderlich. Deshalb ist es an heißen Sommerabenden besser, mit lauwarmem Wasser zu duschen. Es schenkt dir eine wohltuende Abkühlung und Entspannung. So schaffst du eine gute Voraussetzung für einen erholsamen Schlaf im Sommer.

Viel trinken

In den heißen Sommermonaten ist es besonders wichtig, viel Wasser zu trinken. Wer nicht den ganzen Tag nur Wasser trinken möchte, kann ungesüßten Tee oder Fruchtsaftschorlen hinzunehmen.

Im Biergarten oder bei der Grillparty ist ein kühles Bier sehr verlockend. Es bietet auch im ersten Moment eine willkommene Abkühlung. Aber: Alkohol kann die Schlafphasen stören. Der Schlaf kann beeinträchtigt werden und nicht mehr so erholsam sein.

Das richtige Essen

Insbesondere im Sommer ist fettiges und gehaltvolles Essen vor dem Schlafengehen nicht zu empfehlen. Es liegt oft schwer im Magen. Der Körper hat schon mit der Hitze viel zu tun. Deshalb kann man es ihm leichter machen, indem man vor dem Schlafengehen leichte Kost zu sich nimmt. Eine Möglichkeit sind eiweißhaltige Speisen wie Ei, Pute oder Buchweizen.

24. Tipps für den Schlaf auf Reisen

Reisen macht Freude und tut vielen Menschen gut. Man entdeckt neue Länder, erweitert seinen Horizont und lernt neue Leute kennen. Ob erholsame Urlaubs- oder erfolgreiche Geschäftsreise: Man übernachtet an einem fremden Ort und hat nicht seine gewohnte Schlafumgebung und sein eigenes Bett. Auf jeder Reise ist es eine Überraschung, ob man dort schlechter, genauso gut oder sogar besser als zu Hause schläft. Hier kommen praktische Tipps für den Schlaf auf Reisen.

24.1. Urlaubs- und Reisestress vermeiden

Vor einer Reise ist man oft nervös und innerlich angespannt. Man hat noch so viel zu tun und Angst, etwas zu vergessen. Wäsche waschen, Koffer packen, alles organisieren, sich von allen verabschieden und so weiter. Da gerät der natürliche Rhythmus meist schon vor der Reise durcheinander. Noch schlimmer ist es, wenn man unter Flugangst leider oder auf der Reise besondere Herausforderungen zu meistern hat.

Eine lange Auto- oder Zugfahrt oder Wartezeiten am Flughafen machen es meist nicht besser. Man macht sich Sorgen, den Flug zu verpassen, sich an einem großen Flughafen nicht zurechtzufinden oder zu spät am Zielort anzukommen. Die Strapazen der Reise, der Klima- und Ortswechsel, die ungewohnte Schlafumgebung und der Jetlag können dazu führen, dass man am Zielort nicht so gut schläft.

Deshalb ist es sinnvoll, Reisestress zu vermeiden. Mit einer frühzeitigen Planung und Organisation kannst du dafür sorgen, dass die letzten Tage vor der Reise entspannt sind. Du kannst dir zum Beispiel schon in den Wochen vorher eine Liste machen, was du alles mitnehmen möchtest. Dann brauchst du kurz vor der Reise nicht an alles denken. Du kannst einfach die Liste durchgehen und dir sicher sein, dass du alles einpackst. Nimm dir für das Kofferpacken genug Zeit und mach es früh genug.

Im Idealfall kannst du dir schon einen oder zwei Tage vor dem Urlaub freinehmen. Dann kannst du alles in Ruhe erledigen. Dein Körper hat Zeit, sich von dem stressigen Arbeitsmodus an den erholsamen Urlaubsmodus zu gewöhnen. So kannst du entspannter auf Reisen gehen und vermutlich am Urlaubsort besser schlafen.

Die Fahrt oder den Flug kannst du dir mit deiner Lieblingsmusik versüßen. Sie hebt deine Laune und hilft dir vielleicht dabei, unterwegs ein bisschen zu schlafen. Mit einem komfortablen Reise- oder Nackenkissen kannst du gemütlich sitzen und dich entspannen. So beugst du Verspannungen am Nacken vor.

Tipp:

Gib beim Reservieren des Hotelzimmers deine Wünsche an. Manche Hotels nehmen Rücksicht auf die individuellen Schlafbedürfnisse ihrer Gäste wie extragroße Betten, spezielle Matratzen oder vollständige Verdunklungsmöglichkeiten an den Fenstern.

24.2. Tipps bei Jetlag

Wer schon einmal eine längere Flugreise in ein fernes Land gemacht hat, kennt ihn nur zu gut: den Jetlag. Man ist müde und erschöpft, kann aber einfach nicht schlafen. Vor allem dann nicht, wenn am Zielort Nacht ist. Dazu können eine Reihe anderer Symptome kommen. Wer in den Urlaub geflogen ist, kann sich dort wenigsten ausruhen. Doch oft würde man die Zeit an dem traumhaft schönen Ort im fernen Land lieber anders nutzen und die Gegend erkunden. Noch unangenehmer ist es, wenn man geschäftlich reist und am Zielort sofort fit und einsatzbereit sein muss. Warum hat man Jetlag und was kann man dagegen tun?

Symptome beim Jetlag

Der Jetlag kann sich bei jedem Menschen anders äußern. Manche haben ihn gar nicht oder bemerken ihn kaum. Andere wiederum spüren die Auswirkungen auf den Körper und den Geist deutlich. Viele sind an den ersten Tagen am neuen Ort müde und erschöpft. Gleichzeitig fällt es ihnen schwer, zur Ruhe zu kommen und einzuschlafen.

Wenn man in den Urlaub gefahren ist, kann das auch an der Umstellung von der stressigen Arbeitszeit in die Entspannungsphase kommen. Jedoch tritt dieses Phänomen häufig auf, wenn man in ein fernes Land mit anderen Zeitzonen geflogen ist. Deshalb wird dieser Müdigkeits- und Erschöpfungszustand häufig dem Jetlag zugeordnet.

Hinzu können Ein- und Durschlafstörungen kommen. Man liegt lange wach. Ist man einmal eingeschlafen, wacht man leicht wieder auf und liegt dann wieder eine Weile wach. Das Durchschlafen fällt schwer. Bei manchen Menschen treten Konzentrationsstörungen auf. Man ist leichter gereizt als sonst. Manchmal kommt es zu Verdauungsstörungen. Diese können vom Jetlag oder der ungewohnten Nahrung am Urlaubsort kommen

Warum hat man Jetlag?

Wenn man mehrere Zeitzonen überquert, kommt es zu einer Verschiebung von Nacht und Tag. Während am Ausgangsort Tag war, ist am Zielort Nacht. Oder umgekehrt. Unser Biorhythmus entspricht jedoch noch der ursprünglichen Zeit an dem Ort, von dem aus wir losgeflogen sind. Der Schlaf-Wach-Rhythmus und der Temperaturrhythmus geraten durcheinander.

Die gute Nachricht: Der Biorhythmus passt sich von allein an. Das geschieht im Idealfall nach einem halben oder einem Tag, aber es kann auch mehrere Tage dauern. Wie stark und wie lange du den Jetlag spürst, hängt unter anderem von folgenden Faktoren ab:

- Alter
- Gesundheitszustand
- Häufigkeit der Reisen

In jungen Jahren steckt man die Auswirkungen des Jetlags meist schneller und leichter weg. Ältere Menschen spüren diese oft deutlicher. Die Stärke des Jetlags hängt auch vom allgemeinen Gesundheitszustand ab. Wer öfter reist, kann sich meist leichter an die neuen Umgebungsbedingungen gewöhnen. Gib dir und deinem Körper Zeit. Versuch, in den ersten Tagen Stress zu vermeiden, und gönn dir viel Ruhe.

Jetlag überwinden

Es gibt wirkungsvolle Tipps und Tricks, die dir
helfen, den Jetlag besser zu verkraften. Du kannst
dich mit vorbeugenden Maßnahmen auf den
bevorstehenden Ortswechsel vorbereiten. Auch
während der Reise und nach der Landung gibt es
Dinge, die du beachten kannst, um dich leichter
an die neuen Zeitzonen zu gewöhnen.

a) Schlaf-Wach-Rhythmus vorher anpassen

Vor der Reise kannst du deinen Schlaf-Wach-
Rhythmus langsam und schrittweise an die
Uhrzeit am Zielort anpassen. Wie du das tust,
hängt davon ab, ob sich dein Reiseziel westlich
oder östlich von deinem Ausgangsort befindet.

Reise Richtung Westen: eine Stunde später schlafen gehen und später aufstehen

Reise Richtung Osten: eine Stunde früher schlafen gehen und früher aufstehen

b) Viel trinken

Vor, während und nach der Reise solltest du viel trinken. Der Körper benötigt ausreichend Flüssigkeit. Dann hat er es leichter, sich an die neuen Umgebungsbedingungen anzupassen. Trink genügend Wasser. Eine gute Ergänzung sind Saftschorlen und ungesüßte Früchte- oder Kräutertees.

c) Kein Koffein am Abend

Da man durch den Jetlag müde ist, neigt man dazu, koffeinhaltige Getränke wie Kaffee zu trinken, um den Tag über einigermaßen wach zu sein. Nach 18 Uhr solltest du diese jedoch meiden, da dir das Einschlafen sonst noch schwerer fallen könnte.

d) Alkohol meiden

Viele möchten den ersten Abend im Urlaub gerne mit einem Glas Sekt oder einem kühlen Bier ausklingen lassen. Alkohol macht manche Menschen vielleicht im ersten Moment müde, aber er kann die Qualität des Schlafs beeinträchtigen. Deshalb solltest du Alkohol meiden, wenn du deinen Jetlag überwinden willst.

e) An neuen Rhythmus anpassen

Oft ist es sinnvoll, sich nicht gleich nach der Ankunft am neuen Ort hinzulegen, um sich auszuruhen oder Schlaf nachzuholen. Versuch, bis zum Abend zu warten und geh dann lieber früh schlafen, wenn du müde bist. Diese Vorgehensweise erleichtert es dir, dich an den neuen Rhythmus anzupassen.

f) Erholung gönnen

An den ersten Tagen am neuen Ort tut es gut, wenn du deinem Körper viel Ruhe und Erholung gönnst. Entspann dich. Körperliche Anstrengung solltest du insbesondere an den ersten zwei Tagen vermeiden. Je länger du dich ausruhst, desto besser.

g) Ernährung anpassen

Nicht nur der Schlafrhythmus, sondern auch der Rhythmus der Nahrungsaufnahme stellt sich um. Es ist ratsam, die Hauptmahlzeiten dann einzunehmen, wenn es auch am Zielort üblich ist.

Wenn du zwischendurch Appetit hast, kannst du eine Kleinigkeit zu dir nehmen. Iss viel frisches Obst und Gemüse und achte darauf, deinem Körper genügend Nährstoffe und Vitamine zu geben. Das erleichtert die Anpassung an den neuen Rhythmus. Trink viel Wasser.

h) Frische Luft und Tageslicht

Wohltuend ist es, insbesondere an den ersten Tagen am neuen Ort viel an der frischen Luft zu sein und Sonne zu tanken. Tageslicht hemmt die Produktion von Melatonin, das auch als Schlafhormon bezeichnet wird. Wenn du dich viel draußen im Hellen aufhältst, fällt deinem Körper die Umstellung leichter.

i) Zimmer abdunkeln

Schaff am neuen Ort eine Atmosphäre, in der du gut schlafen kannst. Zu helle Hotelzimmer kannst du mit ein paar kleinen Tricks abdunkeln. Oft lassen sich Handtücher, Halstücher oder Schals mit doppelseitigem Klebeband an den Fensterrahmen befestigen.

Wer viel reist, kann sich gardinenähnliche Schals mit Klettstreifen kaufen und mit auf Reisen nehmen. Diese sind oft schon für wenig Geld erhältlich und sehr effektiv, um es sich in Hotelzimmern und Ferienwohnungen gemütlich zu machen. Dank ihres geringen Gewichts lassen sie sich leicht im Koffer transportieren. Viele Modelle sind mit praktischen Klettstreifen ausgestattet, aber auch mit kleinen Klebestreifen, die in jedem Supermarkt erhältlich sind, halten die Schals sehr gut.

j) Schlafbrillen und Schlafmasken

Eine Alternative zum Mitnehmen von Gardinenschals zum Abdunkeln sind Schlafbrillen oder Schlafmasken. Anfangs mag es etwas ungewohnt sein, beim Einschlafen etwas im Gesicht zu haben. Nach kurzer Zeit gewöhnt man sich daran – und ist dankbar für die wohltuende Dunkelheit. Denn so kann der Körper besser zu Ruhe kommen. Das Einschlafen wird erleichtert. Der Schlaf wird von vielen Menschen als erholsamer empfunden. Schlafbrillen sind auch ein willkommener Begleiter im Flugzeug und im Bus, wenn man während der Reise ein Nickerchen machen möchte.

k) Für Ruhe sorgen

Eine praktische Ergänzung zu den Utensilien zum Abdunkeln sind Ohrenstöpsel. Störende Geräusche von anderen Reisenden im Flugzeug oder Lärm aus dem Nachbarzimmer im Hotel werden so gedämpft. In einer leiseren Umgebung können viele Menschen besser einschlafen und sich im Schlaf besser entspannen.

l) Persönliche Vorlieben

Manche Menschen haben individuelle Einschlafrituale. Diese können helfen, um den Jetlag zu überwinden. Wenn du zum Beispiel zu Hause vor dem Einschlafen liest und davon müde wirst, kannst du das auch am Zielort ausprobieren. Wer sich gerne vor dem Einschlafen einen Kräutertee macht, kann einen kleinen Wasserkocher und seinen Lieblingstee mit auf Reisen nehmen. Mach es dir am neuen Ort so angenehm wie möglich. All das trägt dazu bei, dass sich dein Körper und dein Geist leichter an die neuen Umgebungsbedingungen anpassen können. Das kann dir helfen, auch am neuen Ort erholsam zu schlafen.

Nachwort

Du hast beim Lesen dieses Buchs viel über den Schlaf gelernt und eine Fülle von Tipps für einen erholsamen Schlaf bekommen. Nun kannst du dir deine eigene Schlafsituation anschauen und versuchen, eine individuelle Lösung für dich zu finden. Viel Erfolg!

Über die Autorin

Linda Lavao ist seit vielen Jahren hauptberuflich Autorin. Sie schreibt informative Ratgeber – leicht verständlich und lösungsorientiert. Aus persönlicher Erfahrung, fundierter Recherche und kreativen Lösungsideen entstehen praktische Tipps für das Privat- und Berufsleben. Ob Schlaf-Ratgeber oder eine Sammlung von Tipps für die innere Balance: Lindas Ratgeber sind hilfreich und unterhaltsam. Viel Freude!